転びたくなければ足の親指に輪ゴム《RUBBER BAND》を3分巻けばいい

リマイスター学院　学院長 土田君枝 著
日本足ツボ協会 安部光剛 協力

転びたくなければ

足の親指に輪ゴムを3分巻けばいい／目次

プロローグ

第1章

足の親指に輪ゴムを巻こう

第5章 一日三分の親指刺激で毎日が爽快

第6章

こんな不快症状も親指のここの刺激で解決

プロローグ——フットリーディング®（足裏療法）の驚くべき効果

●転んだだけで、寝たきりになる怖さ

「高齢者にとって、怖いものって何でしょうか？」

こうお訊ねすると、「寝たきり状態」や「認知症」などを連想する人が多いと思います。

でも、もうひとつ〝怖いもの〟、それは「寝たきり状態」や「認知症」の原因になるもの、「転倒」です。

厚生労働省がまとめた「平成二九年度版 高齢社会白書（全体版）」によると、高齢者が「要介護」となる主な原因として、一位「脳血管疾患（脳卒中）」、二位「認知症」、三位「高齢による衰弱」に続き、四位に「転倒・骨折」を挙げています。

同じく厚生労働省の人口動態調査の最新データでも、転倒による死亡者数は年間九六〇〇人以上と記録されています。これは交通事故による死亡者数のおよそ二倍で、転倒が原因で寝たきり状態になり、衰弱して亡くなっていった人たちを含めると、その数は何倍にもなるといいます。

それにしても、転んだだけで、寝たきりの状態になってしまう高齢者が多いのはなぜでしょうか。

よちよち歩きの赤ちゃんやかけっこをしている子供たちも、確かによく転びますが、普通はすり傷程度でケロッとしています。大ケガをしても、治療して安静にしていれば、たいていの場合は治ってしまいますよね。

ところが、高齢者が安静にして寝ている状態が長く続くと、筋力や身体の全身機能が衰え、そのまま寝たきり状態になってしまうケースが多くなります。

また、その状態が続くと、免疫力が低下し、感染症をはじめ、さまざまな病気にかかりやすくなります。精神的に落ち込んで、うつ病になったり、認知機能も減退するようになります。

●歩き方に気をつけたり、筋肉を鍛えても、なぜ転んでしまうのか？

こうした負の連鎖にストップをかけようと、最近は多くの自治体や病院などが、高齢者を対象とした転倒防止のための歩き方やストレッチ方法、筋肉の鍛え方など、いろいろなセミナーを積極的に開くようになりました。

にもかかわらず、転んでしまう高齢者が後を絶ちません。

なぜでしょうか？　鍛え方（教える側の指導方法）に問題があるからなのでしょうか。筋力トレーニングを行ったつもりでも、筋肉がついていないからなのでしょうか。

いいえ、違います。鍛え方に問題があるのではありません。いくら筋肉を鍛えても、それをうまくコントロールできないところに問題があります。

「筋肉をこう動かしなさい」と指令を下す脳の働きが鈍ってしまっているのです。

脳の働き——正確にいうと、平衡感覚と立体感覚の機能が低下しているため、よろけてバランスを崩したり、障害物などがあっても、その位置感覚がズレてしまい、うまく避けられず転んでしまうのです。

そう、高齢者が転んでしまう要因は、平衡感覚と立体感覚の働きが鈍っていることが大きく関係しているのです。

●平衡《へいこう》感覚と立体感覚の働きを改善することが急務

では、この二つの感覚はふだんどのような働きをしているのでしょうか。

平衡感覚というのは、身体が傾いたり倒れそうになったとき、それを察知してバランスを保とうとする働きのことをいいます。

この平衡感覚の機能が低下すると、傾いた場所にいたときなど、それがキチンと認識できなくなります。だから、転んでしまうのです。

立体感覚というのは、空間にある物体の位置・大きさ・形状・間隔などを認知して、つかんだり、よけたり、乗り越えたりするときに使われる働きのことをいいます。

この立体感覚の機能が低下すると、段差などを目にしたとき、「足を上げなければならない」という目で見た感覚と、実際の動作（身体）にズレが生じるようになります。本当は五センチ足を上げなければいけないところを、実際は三センチしか足を上げなかったといったように……。その結果、同様に転んでしまうのです。

リハビリ施設などで行っている片足を上げて立ったり、大きなゴムボールをキャッチするトレーニングは、筋肉を鍛えることができても、平衡感覚と立体感覚をつかさどる脳の活性化までには至っていません。

高齢者に限らず、ふだんから転倒しないように気をつけている人たちにとっては、瞬時に脳を活性化させ、平衡感覚と立体感覚の機能を一日も早く回復・改善させたいところです。

でも、そんな方法なんてあるのでしょうか?

実はあるのです。瞬時に脳に刺激を与え、脳を活性化させる方法が……。

それがこの本でこれからお伝えする
「足の親指に輪ゴムを巻く健康法」

なのです。

●輪ゴムを足の親指に巻くだけで、転ばない身体になれる!

では、なぜ足の親指に輪ゴムを巻くだけで瞬時に脳に刺激を与え、活性化させることができるのでしょうか。

詳しくは第3章でお話ししますが、**フットリーディング®(足裏療法)**というものが関係しています。

足指や足裏には、内臓やその他もろもろの器官とつながっている反射区というものがたくさんあります。

この反射区を押したり揉んだりするなどして刺激すると、そことつながっている内臓や各器官も刺激を受け、血液の流れが良くなったり、新陳代謝が高まるなどして、その機能が回復・改善され、向上していくようになります。

その結果、元気になる。健康になる。これがフットリーディング®、すなわち足裏療法の原理なのです。

この原理にそって、足の親指にある平衡感覚と立体感覚をつかさどる脳の反射区を刺激することで、脳を活性化。それによって、平衡感覚と立体感覚の機能を回復・改善し、高めていこうということを私が本書でいちばん強調したいのです。

「輪ゴムを足の親指に巻くだけで転ばなくなる」
「元気いっぱいの人生が送れるようになる」

まずは騙されたと思って、この先も読み進めてください。

そして、輪ゴムの効用を自分の目と身体で体感してみてください。

●フットリーディング®（足裏療法）との出合い

ここで私の本業であるフットリーディング®・セラピスト（足裏反射療法士）になったいきさつについて、少しだけお話をさせてください。

私・土田君枝は昭和三五年、あるお寺の住職の長女として生まれました。長女といっても一人娘。いずれは後を継いでもらうつもりでいたらしいのですが、中学生のとき両親が離婚。母親との二人暮らしを余儀なくされました。

「本当は親子三人で仲良く暮らしたかったのに……。同級生がうらやましいなあ」

そういうこともあって、高校生になると、早く結婚して温かい家庭を築くことを何よりも強く願うようになり、一八歳で結婚。一九歳で長女を、二一歳で長男を出産し、若くして二児の母親となったのでした。

しかし、幸せ気分もほんの束の間のこと。程なくして、私たち家族は大きな不運に見舞われました。夫が営んでいた会社がうまくいかなくなり、経済的な大変な状況になってしまったのです。

さあ、それからが大変。生活費を限界まで切り詰める暮らしの始まりです。

働きに出た夫の収入だけでは、とてもやりくりができないので、私も子育てをしながらパートを始めるようになったのですが、精神的にたくさんのストレスを抱え込むようになり、身も心もボロボロ……。しまいには「うつ状態」に陥ってしまい、家の中でふさぎこむようになってしまったのです。

そんな私に大きな転機が訪れたのは、当時住んでいた家の近くに整骨院がオープンする知らせを人づてに聞いたことが始まりでした。

「腰も痛いし、身体もだるいし、不眠や頭痛もあるので、試しに……」という軽い気持ちで足を運んでみたのです。

何回目かの治療の最中、先生からこんなひと言をかけられました。

「頭痛や不眠に効果のある施術をしましょう」

そのときの「気持ちがよく頭がすっきりした」ことを今でもはっきり覚えています。またびっくりしたのはその翌朝で、久しぶりにぐっすり眠れたのです。それまでは寝つきが悪いだけでなく、ちょくちょく目が覚めてしまう日々でした。それが重かった頭もスッキリとして頭痛もなくなっていたのです。

足の裏には身体につながっている反射区というものがあって、そこを押すと身体が楽になっていく。今ならわかるのですが、そのときは本当に驚きました。

これが私と足裏療法――フットリーディング®との最初の出合いだったのです。

●五万人以上の患者さんの体調改善のお手伝いをしてきた二五年

その後も続けて治療を受けたのがよかったのでしょう。日に日に身体が楽になり、心の中にあったモヤモヤみたいなものも解消され、以前とは比べ物にならないくらい、物事を明るくポジティブに考えることができるようになりました。

そして、いろいろと考えるうちに、これはどうも足裏療法のおかげだと思えてきて、足裏療法にだんだんと興味を持つようになりました。

いや、足裏療法が私の人生そのものを大きく変えてくれるかもしれない。この技術を覚えたい!! そんな思いがこみあげてきました。

以来、私はその整骨院に勤めさせていただきながら、足裏療法のノウハウを学ぶために懸命になりました。二年以上、勉強・勉強の毎日です。

そうした頑張りが功を奏したのでしょうか。整骨院の院長も「なかなか上達したね」と言ってくれるようになり、とうとう免許皆伝。足ツボ治療室の室長に任命されることになったのです。

それから今日に至るまでの二五年間、数多くの患者さんと接していくことで、患者さんのさまざまな疾患を改善するお手伝いをさせていただきました。

はじめた当初は、「足から身体の状態を整えていける」ということへの世間の認知度は低く、とても苦労しました。

「足の裏を刺激するだけで体がよくなるのか？」といった心無い言葉をいただくことも少なからずありましたが、私自身が救われた足の素晴らしさを、苦しんでいる人へ伝えたい。そんな思いでひたすら続けたのです。

そのために私が心がけたのは、患者さんが抱える苦しみにしっかりと耳を傾け、和やかにコミュニケーションをとりながらも、会話の中から患者さんの状態を的確に把握することでした。

「患者さんは今、何を求めているのか？」

「何が不安なのか？」

「どういったアドバイスをしてあげたら一番いいだろう」

こういったことを常に意識し、その方にもっとも適した施術――治療を行うように努めたのです。

そして、気づいてみれば、二五年間の間に延べ五万人以上の患者さんの体調改善に携わらせていただくことになり、アスリート、ミュージシャン、アーティスト、企業経営者、医療機関関係者からも多くの支持が得られるようになりました。

また、こうした実績が評価されたのか、今では愛弟子三〇〇人以上、孫弟子を含めると一〇〇〇人以上を超えるようになり、二冊の本を出版させていただいたり、ラジオのパーソナリティまで務めさせていただけるようにもなりました。

足裏療法と出会う前の私はいたって平凡な主婦でした。

にもかかわらず、ここまで変身を遂げることができたのは、

「どんなにテクノロジーが進化しても、人間が本来持つ、優しさや思いやりの気持ちは変わることはない」

「その優しさや思いやりの気持ちを大切にして、足を通して一人でも多くの方に笑顔になってもらう」

という想いを貫き通してきた結果だと思うのです。

●輪ゴムを巻くだけで、車椅子だった九〇歳のおばあちゃんが階段の昇り降りができるまでに

私の治療院にいらっしゃる患者さんの症状はさまざまです。

「肩がこる」「腰が痛い」といった体調不良を訴える人もいれば、不摂生がたたって高血圧や糖尿病などの生活習慣病になってしまった人もいます。虚弱体質や慢性病で苦しむ人もいれば、社会から受けるストレスなどによってうつ病になってしまった人も少なくありません。

数回施術するだけで、そんな人たちでも、症状が劇的に改善するのが、足裏療法のすごいところなのです。

足腰が弱った高齢者の方々も例外ではありません。今でも印象に残っているのが、五年前に出会った当時八五歳のおばあちゃんです。

そのおばあちゃん、免疫力が弱いせいか、よく風邪をひいたり、熱中症になったりして、毎年入院していたそうです。足のむくみもあったため、自力で歩くこともままなりませんでした。

そのため、初めて私のところに来られたときは車イス。治療室は二階にあったため、娘さんに介助してもらわなければ、階段を昇ることもできない状態だったのです。

「もう、私はそんなに長く生きられそうにもないわ」

こうぼやくおばあちゃんに対して、私は「大丈夫！　おばあちゃんには一〇〇歳過ぎまで長生きしてもらいますよ」と言いながら、早速、足裏や足の親指（とくに平衡感覚と立体感覚をつかさどる脳の反射区）を刺激することにしたのです。

すると、どうなったと思います？　週に一回の施術を三回ほど行ったところ、スッと立てるようになり、自力で歩けるようになりました。しかも、歩くペースも速いのです。

そして半年後、この私もビックリするようなことが起こりました。娘さんに介助してもらわなければ、階段の昇り降りができなかったのに、一人でそれができるようになったのです。

それから五年経った今、九〇歳になったおばあちゃんはますます元気になり、風邪や熱中症にもかからなくなりました。だから、この数年、入院したこともありません。普通だったら、衰えているはずの筋力も今のほうが付いているので、歩くときの足取りもしっかりしています。初めていらしたときとは、まるで別人のように……。

いかがです？　みなさんも足裏療法――フットリーディング®に興味・関心を持っていただけたでしょうか。

転びやすい体になっていないかセルフチェックしてみましょう

★あなたの平衡感覚をチェックしてみましょう

〈バランスを保とうとする〉

それでは、みなさんの平衡感覚と立体感覚の働きはどの程度なのか、正常なのか、それとも低下しているのか、それがすぐにわかり、しかも簡単にできるセルフチェックを行ってみましょう。

どちらも、一分程度ですので、気楽な気持ちで試してみてくださいね。

平衡感覚のセルフチェック

①素足になり立ったままの姿勢で壁際にもたれる。

②体を壁際から、ほんの少し離す。

平衡感覚のセルフチェックをしてみよう

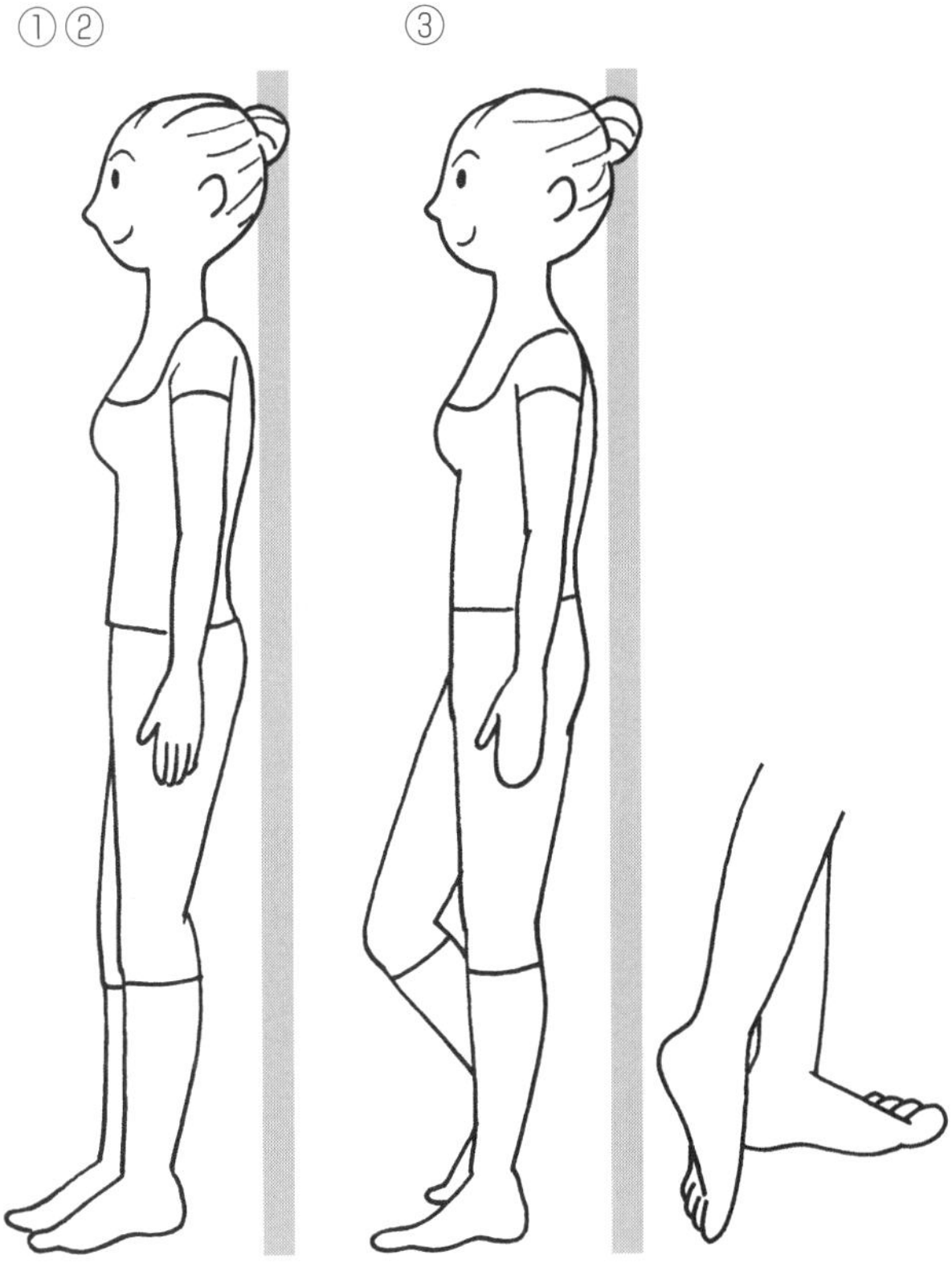

①②素足で壁際に立ち、体を壁からほんの少し離す。

③片足をほんの少し上げて、片足立ちする。

③片足をほんの少し上げて、片足立ちする。

④その状態をできるだけ保つ。

たった、これだけです。

ただ、注意点がいくつかありますので、それも明記しておきます。

●靴下やストッキングを履いたままですと滑りやすいので、裸足で行ってください。

●壁際に立つときも、片足立ちするときも、目は必ずあけたままの状態で行ってください。目を閉じるとバランスが崩れて、よろけてしまう可能性があります。

●目をあけたままの状態でも、「よろけそうだ」と思ったら、けっして無理をしないで壁際にもたれるか、手でつかんで押さえるなどしてください。

さて、みなさんは何秒くらい、片足立ちができましたか。

左右の違いはあったでしょうか？

これはあくまで目安ですが、一五秒間ぶれずに立っていることができたらＯＫ。一五秒以下でしたら機能が低下していると判断してください。

★あなたの立体感覚をチェックしてみましょう
〈よけたり、乗り越えたりする〉

立体感覚のセルフチェック

これもやり方はとても簡単ですので、以下の要領で行ってみてください。

①椅子に座ったままの状態で、肘を伸ばして両腕を水平に上げる。
②目をつぶり、両方の人差し指を突き出す。
③一五～二〇秒くらいかけて、ゆっくりと両腕を閉じていき、左右の人差し指の先がピッタリ付くように近づける。
④目をあけて、結果を確認する。

さて、いかがでしたか。

両指がピッタリ合ったという人は素晴らしい！　あなたの立体感覚は完璧です。

では、両指の間が上下や左右にズレていた人は？　許容範囲は上下前後に指一本分の誤差。このレベルでしたら問題はありませんが、それ以上離れていた人は立体感覚が低下している可能性があります。

実際、後者に該当する患者さんの多くは、ボールペンのキャップを閉めるとき、ペン先がキャップにきちんと入らなくて、ズレて手についてしまい、しょっちゅうインクで手を汚して困っているといいます。

また、そういう患者さんに「ここに電気のコードがありますから、歩くときに気をつけてくださいね」と注意すると、「はいわかりました」とハッキリ返答して認識しているにもかかわらず、コードに引っかかってしまうことがしばしばあります。コードがあることがわかっていても、それを見て、足を上げて、越えようとする頭の中のイメージと体がズレてしまっているのです。

立体感覚のセルフチェックをしてみよう

①②椅子に座り、肘を伸ばして両腕を水平に上げる。
目をつぶり、両方の人差し指を突き出す。

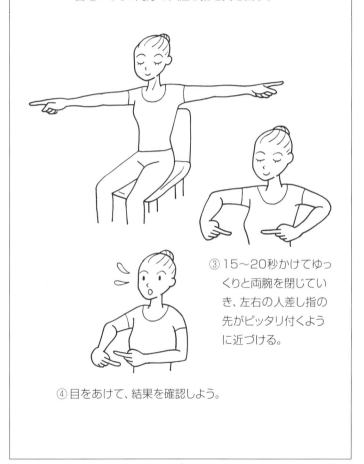

③15～20秒かけてゆっくりと両腕を閉じていき、左右の人差し指の先がピッタリ付くように近づける。

④目をあけて、結果を確認しよう。

「大丈夫そうだ」と安心するのは禁物！

みなさんは、どちらの感覚が低下していると感じましたか。

「平衡感覚も立体感覚も今のところ大丈夫そうだ」

「片方の感覚は鈍っているけど、もう片方の感覚はとくに問題なさそうだ」

「平衡感覚も立体感覚も鈍っているみたい」

このようにいろいろな結果が出たと思いますが、「平衡感覚も立体感覚も今のところ大丈夫」だと思って安心してはダメ。

このチェックは、あくまで今のあなたの平衡感覚と立体感覚の状態を知るためのものであって、年齢とともに機能は低下していきます。

結果が悪かった方はもちろん、大丈夫だった方も予防のつもりで行ってください。

これからお伝えする、足の親指に輪ゴムを巻く〝輪ゴム健康法〟を実践することで、いくつになっても転ばない体で、楽しい人生を送りませんか。

第1章

足の親指に輪ゴムを巻こう

（輪ゴムを二本用意しよう）

プロローグでもお伝えしたように、平衡感覚と立体感覚の機能が低下すると、よろけてバランスを崩したり、障害物をうまく避けられないことから、転びやすくなります。

しかし、足の親指の特定の部位（反射区）に輪ゴムを巻けば、平衡感覚や立体感覚をつかさどる脳が刺激されるため、それに伴い平衡感覚や立体感覚の機能も回復・向上するようになります。

しかも、それは一人で無理なく簡単に行うことができます。持続性があるため、一日一回行うだけでいいのです。

これを毎日続けていけば、転倒する頻度が激減するようになります。

まずは、直径五センチ程度、太さ二ミリ程度の輪ゴムを二本用意しましょう。

輪ゴムを２本用意しよう

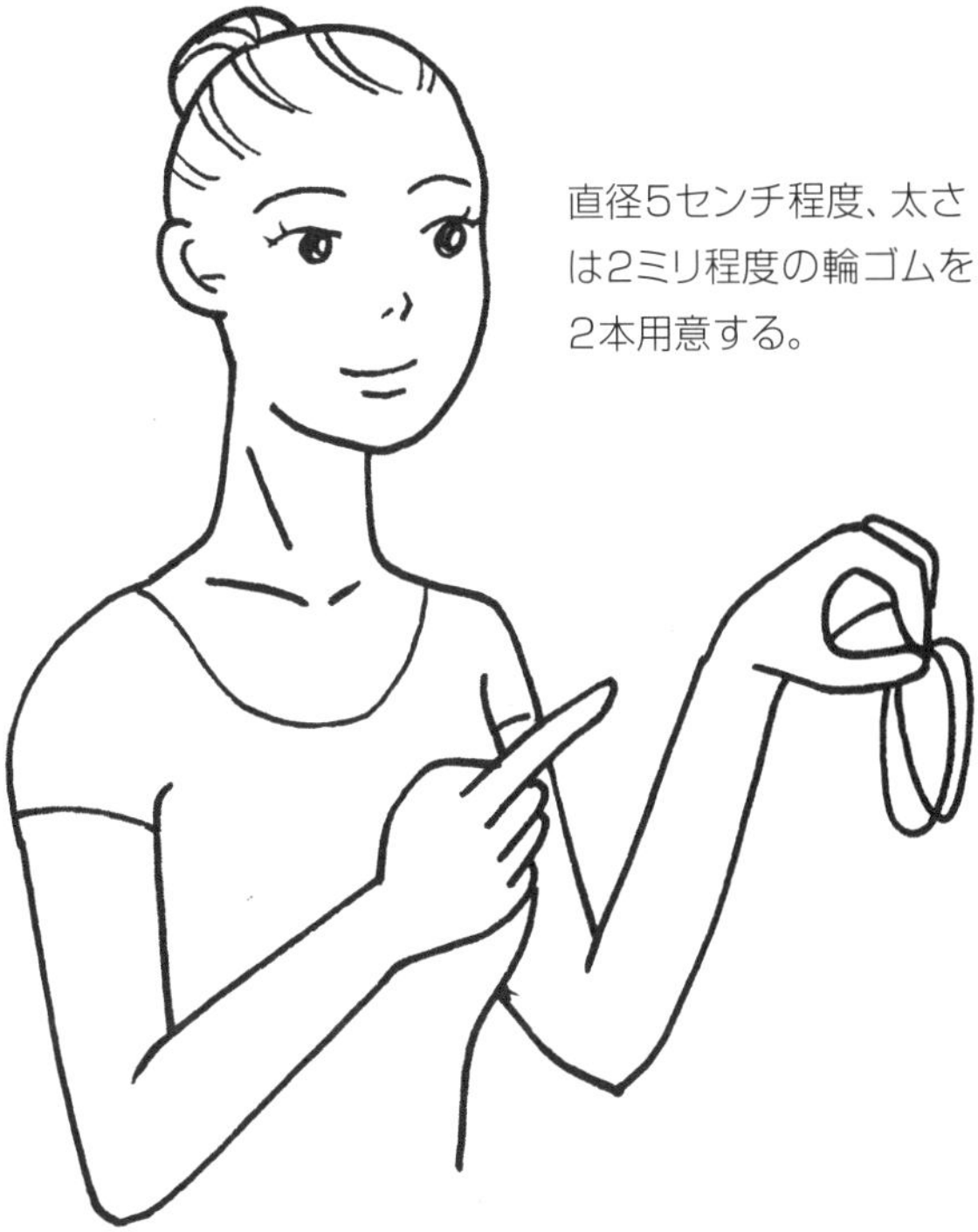

直径5センチ程度、太さは2ミリ程度の輪ゴムを2本用意する。

バランスを保とうとする平衡感覚の機能を高めるために、親指のここに輪ゴムを巻こう

それでは、まず最初に平衡感覚の機能を高めるための輪ゴムの装着の仕方から説明します。

①まず、輪ゴムをグルグルと巻いて四重にしてください。一重のときよりだいぶ小さな輪になると思います。この輪ゴムを足の親指に巻きつけていきます。

②ポイントは、足の親指の第一関節と爪の生え際のちょうど真ん中あたり。ここは平衡感覚をつかさどる脳の反射区なので、そこに四重にした輪ゴムを装着してください。四重にした輪ゴムの締め付けが痛すぎるようでしたら、三重にしてもかまいません。

③次にもう片方の足指にも同様に輪ゴムを巻きつけましょう。

平衡感覚の機能を高めるための輪ゴムの巻き方

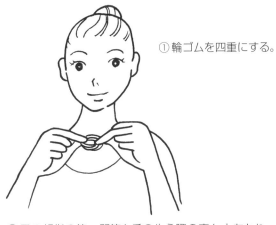

①輪ゴムを四重にする。

②足の親指の第一関節と爪の生え際の真ん中あたり
に四重にした輪ゴムを巻く。

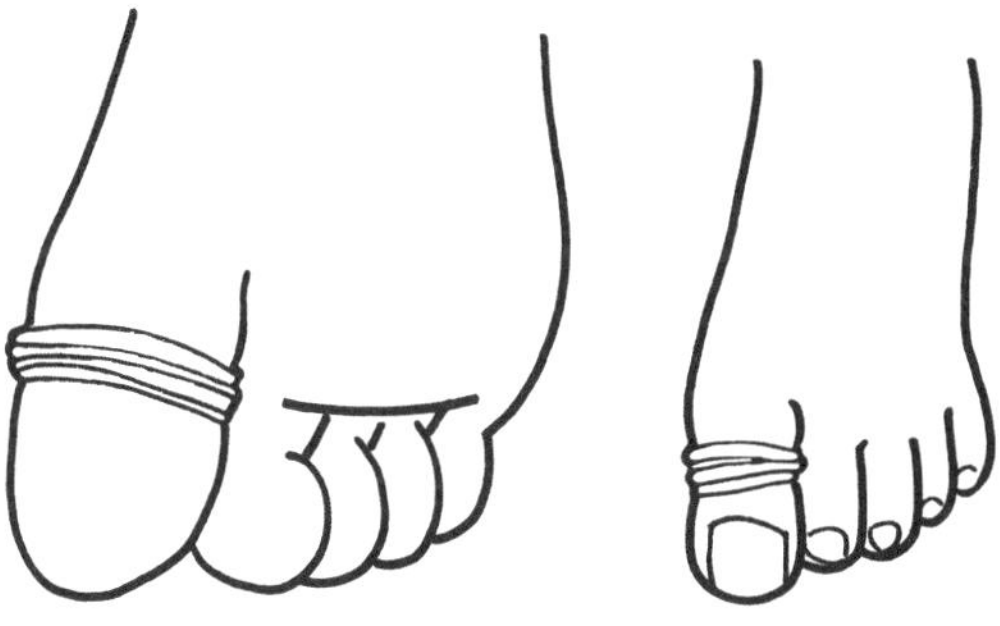

指の裏側から見たところ

③もう片方の足指にも
輪ゴムを巻きつける。

バランスを保とうとする

平衡感覚の機能を高めるエクササイズをしよう

輪ゴムを巻いている時間は三分。その間、以下の手順で、簡単なエクササイズを行ってください。

①足（かかと）が床にキチンとつく、固定された椅子に腰掛ける（ベッドに座っても可）。
②両足を肩幅くらいに開き、両手を太ももに置く。
③前かがみになって体重を太ももにかける。
④バレリーナのようにつま先立ちをする感じで、両足のかかとを上げてつま先を立てる。
⑤足の裏（かかと）をピッタリつける。
⑥④と⑤の動作をできるだけゆっくりと一五回繰り返す。

平衡感覚の機能を高めるエクササイズ

①②③かかとが床にキチンとつく椅子に座り、両足を肩幅くらいに開き、両手を太ももに置く。体重を太ももにかける。

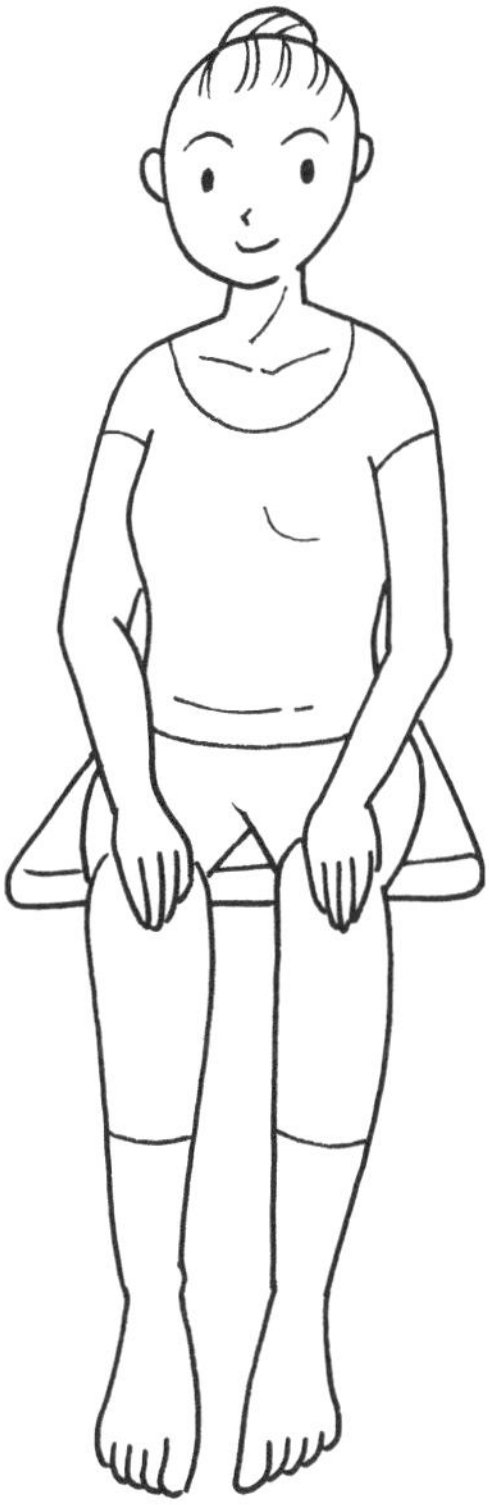

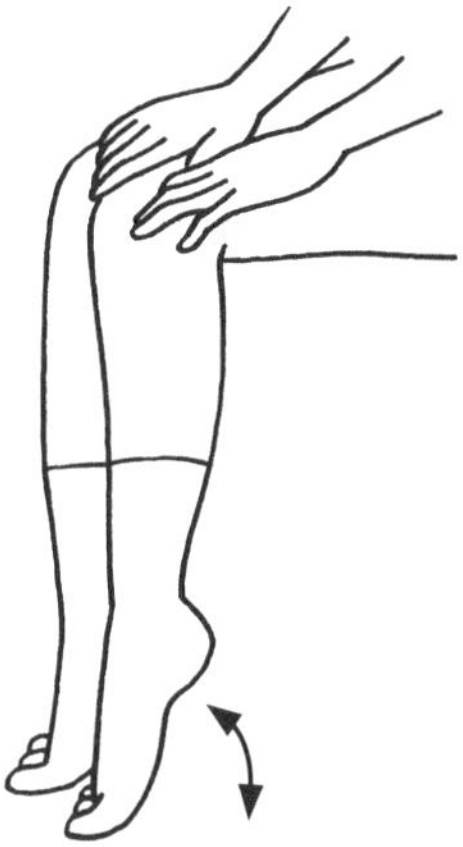

④⑤両足のかかとを上げてつま先を立てる。続けて、かかとをピッタリつける。

⑥　これをゆっくり15回繰り返す。

再び平衡感覚のセルフチェック
片足立ちをして、前回より長く立っていられたのでは？

さあ、そうしたら、もう一度、平衡感覚のセルフチェックを行ってみましょう。

①立ったままの姿勢で壁際にもたれる。

②体を壁際から、ほんの少し離す。

③片足をほんの少し上げて、片足立ちし、その状態をできるだけ保つ。

さて、今度は前回よりも長く立っていられたのではないでしょうか？

今度は反対側の足で片足立ちをしてみましょう。同じように、前回よりも長く立っていられたのではないでしょうか。

脳が刺激されたことによって、平衡感覚の機能が回復・改善した証拠なのです。

一日一回、輪ゴムを巻くことを日課にすれば、必ず長く立っていられるようになれます。

再び平衡感覚のセルフチェックをしてみよう

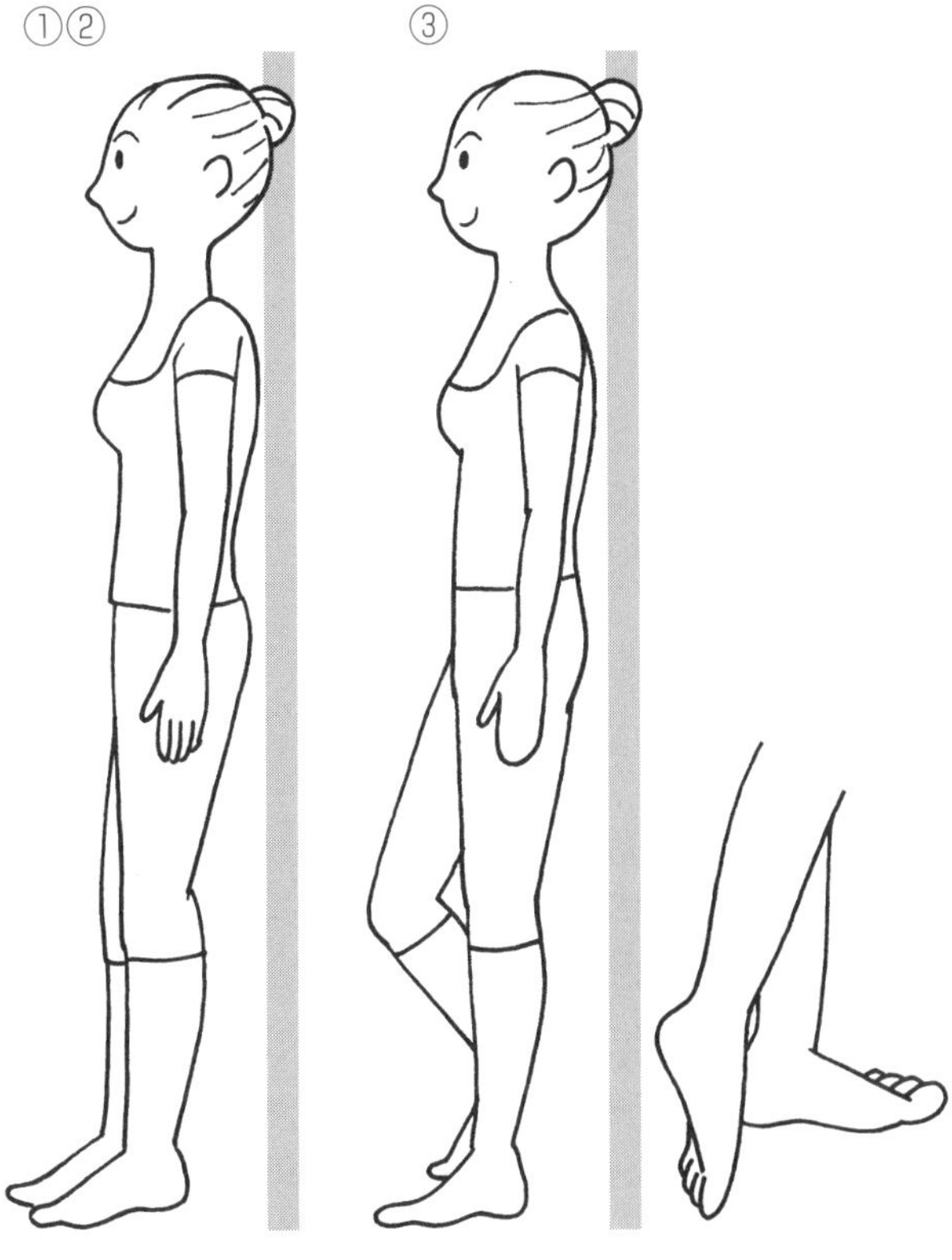

①②素足で壁際に立ち、体を壁からほんの少し離す。
③片足をほんの少し上げて、片足立ちする。

今度は反対側の足で片足立ちをしよう。
前回よりも長く立っていられたのでは?

ビフォーとアフターの違いを感じてみよう

私のところに施術にこられる患者さんに、「輪ゴムを巻く前と巻いた後とでは、片足立ちをしたときに着地しているほうの足の感じはどうですか？」とお尋ねすると、みなさん、異口同音にこうおっしゃってくれます。

「輪ゴムを巻く前に片足立ちをしたときは、着地しているほうの足がバランスを取ろうとして、床を足指でつかまえるような感じで、足指にものすごく力が入っていました。だから、足裏の中央が浮いてしまい、全体が床に付かなかったような気がします」

「でも、輪ゴムを巻いた後に片足立ちをしたら、足指だけに力が入ってしまうのではなく、**足裏全体が床にペタッと付いて、地に足がついたような感じです**」

これは平衡感覚の機能が回復・改善したことで、体がブレなくなった証拠なのです。

ビフォーとアフターの違い

〈輪ゴムを巻く前〉

「輪ゴムを巻く前に片足立ちをすると
着地しているほうの足指にものすごく力が入って、
足裏の中央が浮いてしまった」

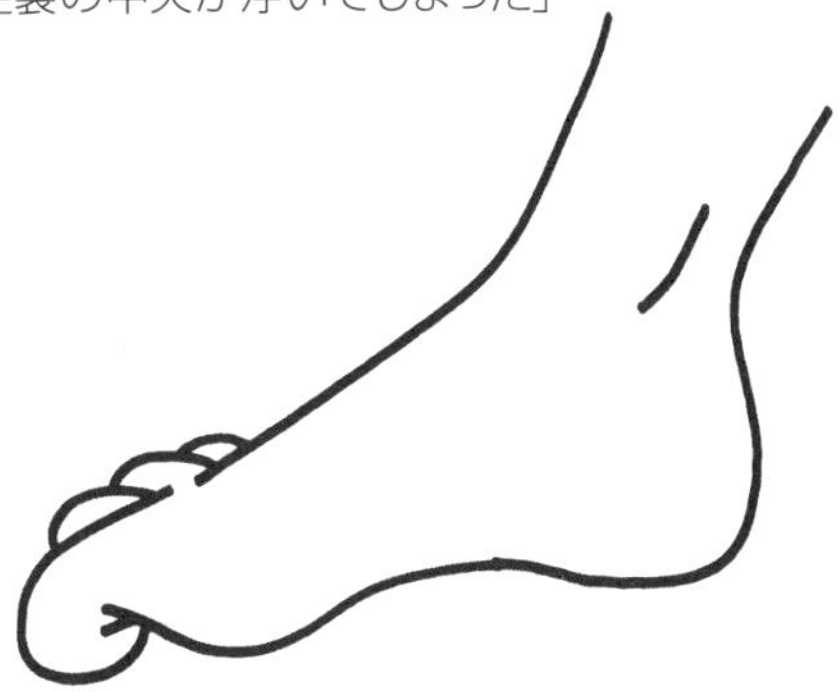

〈輪ゴムを巻いた後〉

「輪ゴムを巻いた後に片足立ちをしたら
足裏全体が床にペッタリ付いて、
地に足がついたようになった」

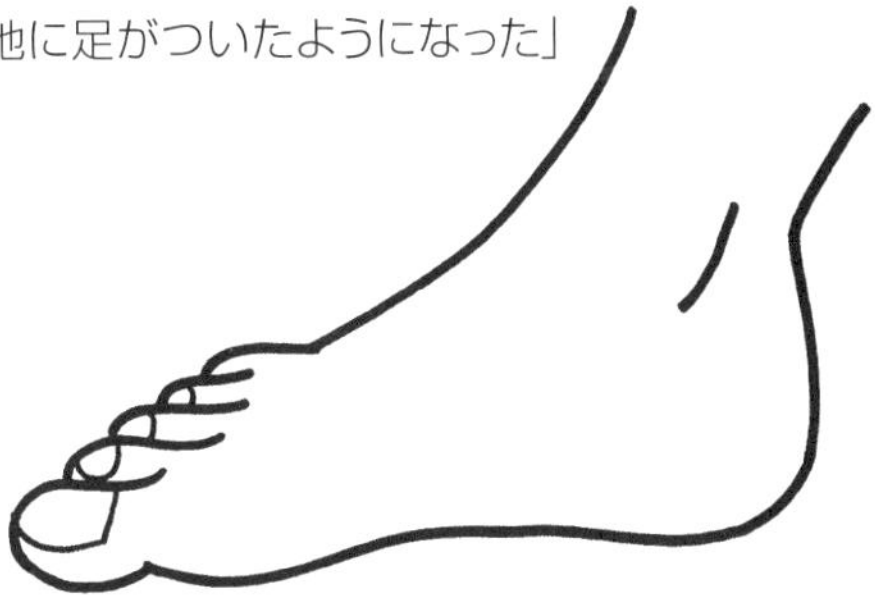

よけたり、乗り越えたりする
立体感覚の機能を高めるために、親指のここに輪ゴムを巻こう

次は立体感覚の機能を高める番です。

①先ほど巻いた両足の輪ゴムを片足ずつ指先のほうに少しだけスライドさせて、爪の真ん中にもってきてください。裏側から見ると、親指がプクッとふくらんだあたりです。

ここは立体感覚をつかさどる脳の反射区なので、そこに輪ゴムを装着するのです。

②輪ゴムを巻きつける時間は先ほどと同じ三分です。

立体感覚の機能を高めるための輪ゴムの巻き方

①両足の親指に巻いた輪ゴムを片足ずつ指先に少しスライドさせて爪の真ん中にもってくる。

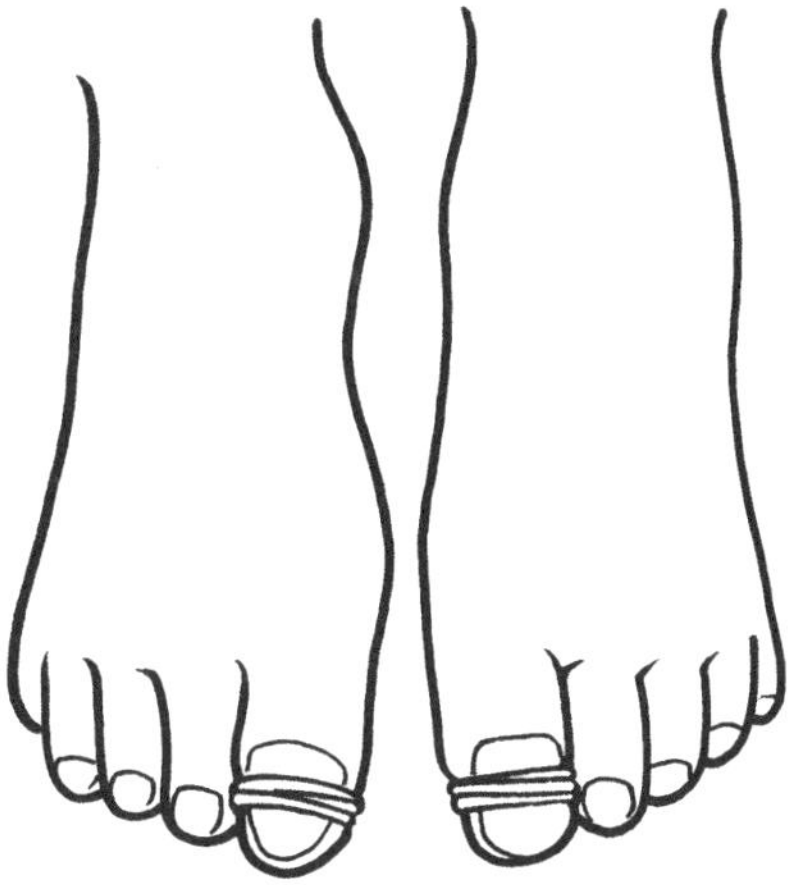

裏側から見ると、このあたり

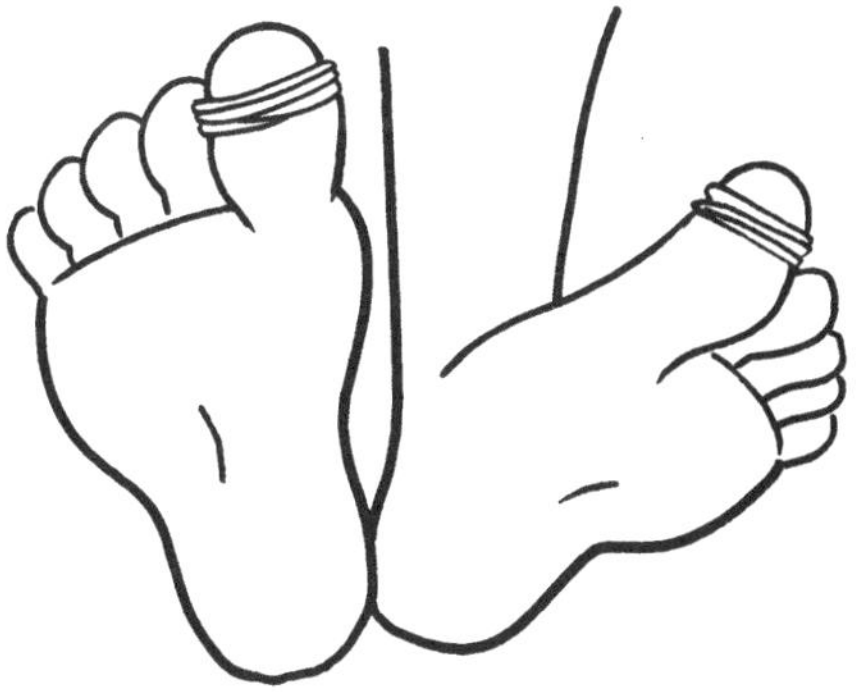

よけたり、乗り越えたりする
立体感覚の機能を高めるエクササイズ

輪ゴムの位置を移動したら、今度は立体感覚をつかさどる脳の反射区をさらに刺激するためのエクササイズを、以下の手順で行いましょう。

①足（かかと）が床にキチンとつく、固定された椅子に腰掛ける（ベッドに座っても可）。

②両足を肩幅くらいに開き、両手はブランと下げておく。

③足踏みをする要領で、左右交互に足を少しだけ上げ、かかとはつけないようにして、五本の指の裏が全部つくように着地する。

④③の動作をできるだけゆっくりと二〇回繰り返す。合計六分、輪ゴムを巻いたことになるので、両足の親指が痛くなっていたら、すぐに輪ゴムをはずしましょう。

立体感覚の機能を高めるエクササイズ

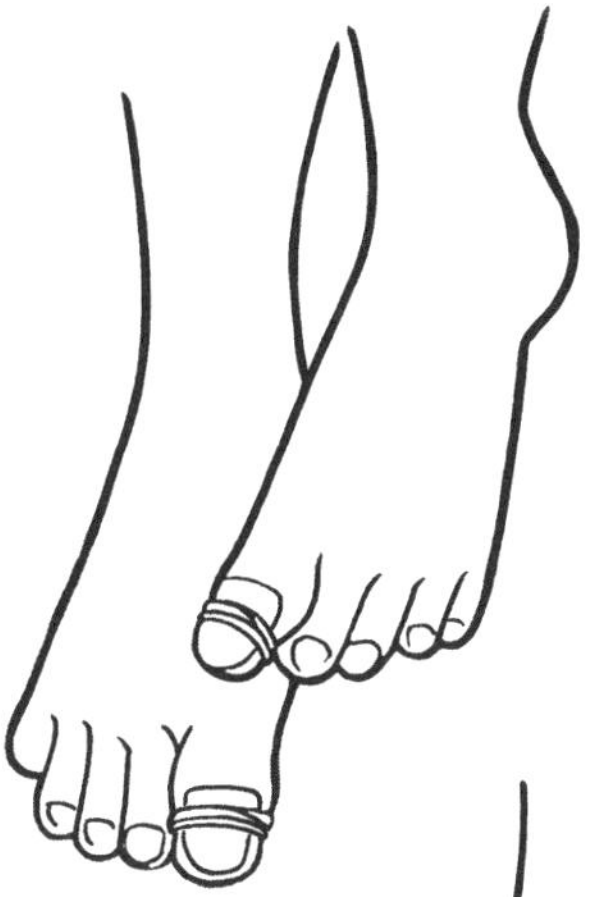

③足踏みする要領で左右交互に足を少しだけ上げ、かかとはつけないようにして、5本の指の裏が全部つくように着地する。

④この動作をできるかぎりゆっくりと20回繰り返す。

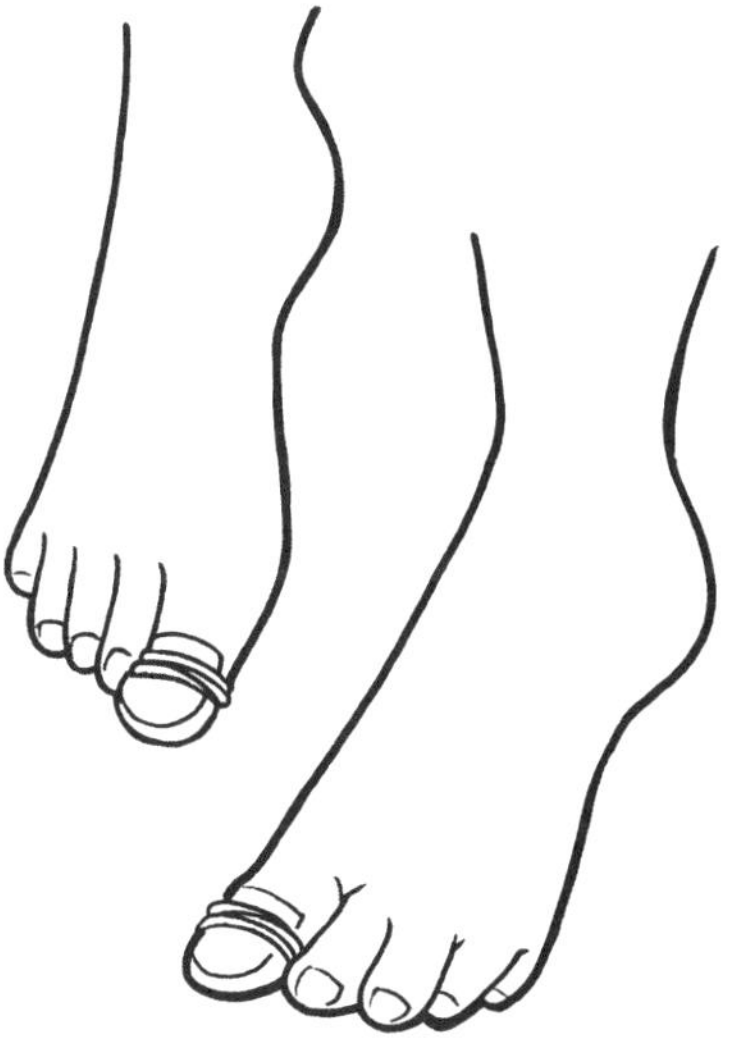

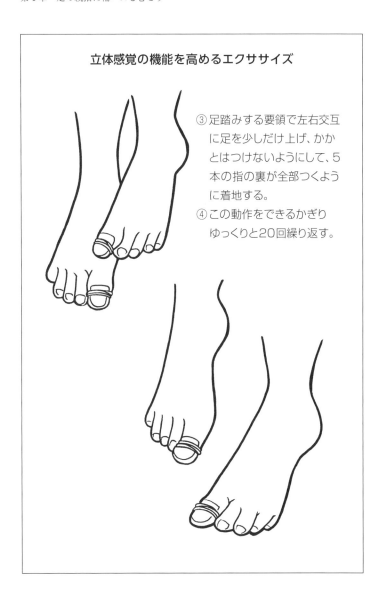

再び立体感覚のセルフチェック
両手の人差し指の上下、左右のずれがかなり縮まったでしょ

今度はもう一度、立体感覚のセルフチェックを行う番です。

①椅子に座ったままの状態で、肘を伸ばして両腕を水平に上げる。
②目をつぶり、両方の人差し指を突き出す。
③一五～二〇秒くらいかけて、ゆっくりと両腕を閉じていき、左右の人差し指の先がピッタリ付くように近づける。
④目をあけて、結果を確認する。

さて、今度はいかがでしたか。輪ゴムを巻く前は、上下や左右に大きくズレた人も、今度はその差がかなり縮まったのではないでしょうか。

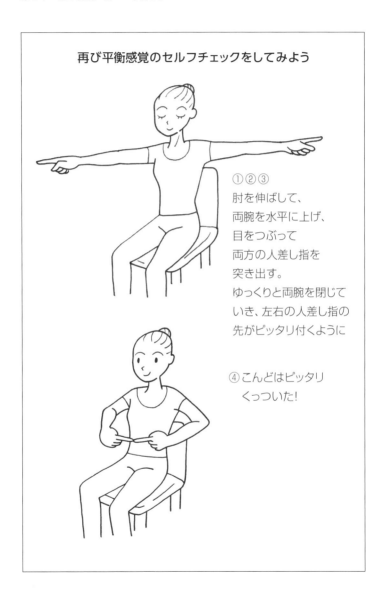

再び平衡感覚のセルフチェックをしてみよう

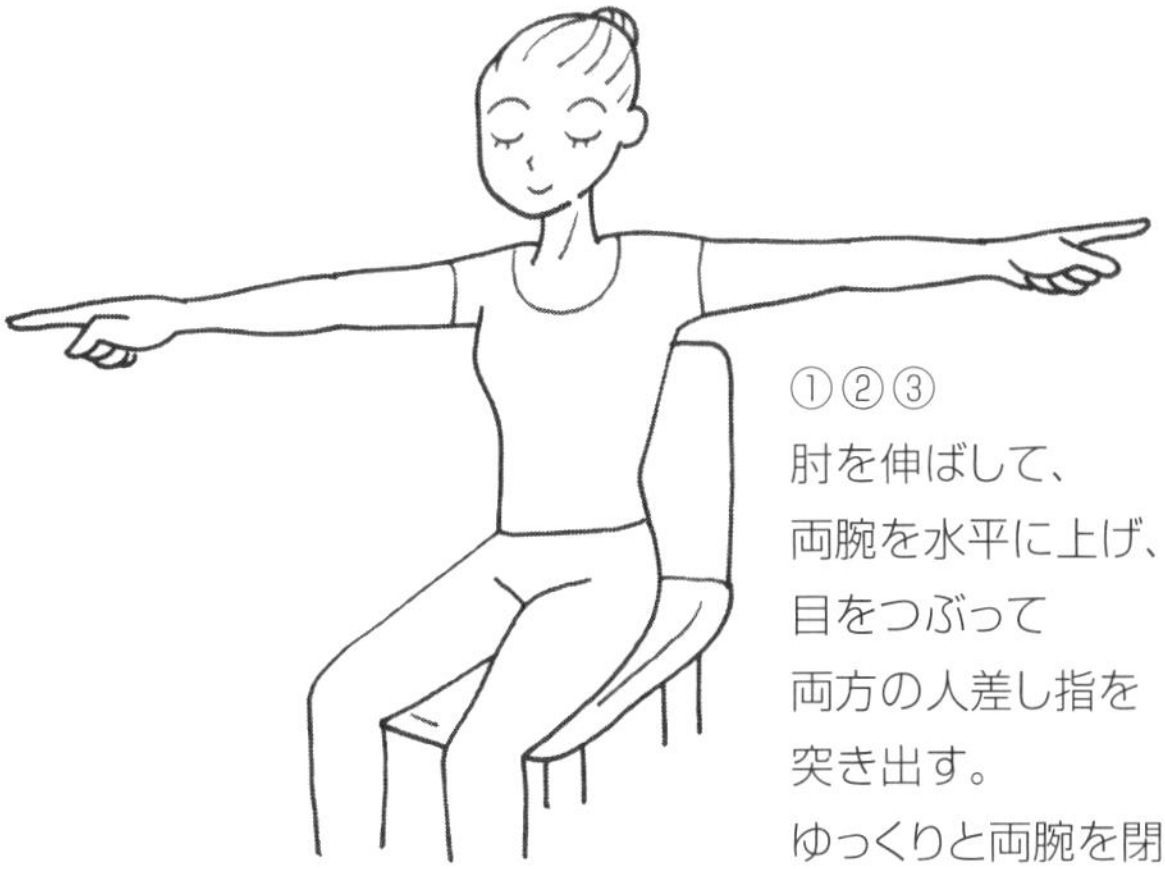

①②③
肘を伸ばして、
両腕を水平に上げ、
目をつぶって
両方の人差し指を
突き出す。
ゆっくりと両腕を閉じて
いき、左右の人差し指の
先がピッタリ付くように

④こんどはピッタリ
くっついた!

輪ゴムは行動開始の朝行うことがおすすめ

輪ゴムを巻いている時間ですが、平衡感覚と立体感覚をつかさどる部分（脳の反射区）、各々三分、計六分。長時間巻いていた方が良い効果が出るわけではないので、これはぜひ守ってください。

また、巻き爪の人はけっして無理をしないでくださいね。とくに立体感覚をつかさどる部分は爪の真ん中に輪ゴムを装着することになるので、痛みを感じたら、すぐに輪ゴムをはずすようにしましょう。

ところで、「輪ゴムは朝、昼、晩、いつ巻けばいいのかな？」と思った方もいらっしゃると思います。

これに関して言うと、輪ゴムは時間帯を問わず、いつ巻いてもかまいません。食前、食後、入浴前、入浴後といったことも、とくにこだわる必要はありません。一日一回、ご自身がやりやすいときに行ってください。

ただ、一般的に朝は行動を開始する時間帯です。
「これから掃除や洗濯をしなければならない」
「朝ごはんを食べたら出勤だ」
等々、動くからには、当然、転倒のリスクが高まります。

そんな一日の始まりの朝にやっておけば、転倒の防止に効果的ですので、できることなら、朝、行うことをお勧めします。

また何よりも、プロローグでもお伝えしたように、足指に輪ゴムを巻けば、平衡感覚と立体感覚をつかさどる脳そのものが刺激され、活性化するようになります。つまり、**転倒防止以外に、ますます活動的になれる**という一石二鳥の効果があるのです。

さあ、みなさんも足の親指に輪ゴムを巻くのを日課にしてしまいましょう。

テレビを観ながら、新聞を読みながら、お茶を飲みながら……。このように「〜ながら」で全然かまいません。

とにかく、これを一日一回でいいので続けてみてください。

そうすれば日に日に脳が活性化され、「転倒～骨折～寝たきり～認知症」とは真逆の健康人生が送れるようになります。

第2章

なぜあなたは転んでしまうのか

人が転ぶ三つの要因

日常生活の中で、どんなときに転んでしまうのでしょうか。
人によってその要因はまちまちですが、次の三つが大きく関係しています。

(1) 心身の機能上の問題
(2) 環境上の問題
(3) 生活習慣上の問題

①老化や腰痛・関節炎などの疾患で転びやすくなる

「心身の機能上の問題」の際たるものが老化（加齢）です。
人は誰でも歳を重ねれば、内臓や各器官の働きが鈍くなり、筋肉が衰えます。認知力も低下するようになります。

それに伴い、とっさに何かを察知し、判断、対応する力も弱まります。そのぶん、転びやすくなってしまいます。

「心身の機能上の問題」は他にもあり、それは腰痛や関節炎などの疾患。

こうした持病があると、人はその部分をかばおうと、歩き方一つとっても、どうしてもぎこちなくなり、バランスを崩しがちです。そのため、どうしても転びやすくなってしまうのです。

②わずかな段差、狭い階段、滑りやすい床、凹凸のある場所

「環境上の問題」というのは、転倒しやすい場所のことをいい、わずかな段差・狭い階段・表面が滑りやすい床・亀裂や凹凸のある道路などがそうです。

普通ならば段差と認識しない程度のちょっとした敷居でも、つまずいて転んでしまう場合があるので、キチンと固定されていない絨毯なども、環境上の問題といっていいでしょう。

ちなみに、すべりやすい廊下や浴室などに手すりを設置したり、床の段差をなくし

たりするバリアフリーは、この環境上の問題（障害者を含む高齢者の転倒防止）を解消するために考え出されたものです。

③薬の服用、アルコール摂取、運動不足による筋力の低下

「生活習慣上の問題」というのは、薬の服用や過度のアルコール摂取、運動不足による筋力の低下、安定しない靴などのことをいいます。

薬の副作用によって眠気が生じたり、お酒を飲み過ぎて酔っぱらうと、足元がふらつきやすくなりますよね。

運動不足によって筋力が低下すれば、よろけやすくなります。ハイヒールや靴底がツルツルして滑りやすい靴などは、安定感がありません。

どれも、転倒の大きな要因になるのは言うまでもありませんね。

そして、これらの要因が複数重なることによって、転んでしまうことも多々あります。

たとえば、膝の関節痛の人が、道でつまずいて転んでしまったとしたら、これは(1)

の**「心身の機能上の問題」**（疾患）と⑵の**「環境上の問題」**（亀裂や凹凸のある舗道）の相互作用といっていいでしょう。

ただ、転倒する直前の状態を探っていくと、通常の場合、身体のバランスを崩してよろけてしまったり、何かにつまずくパターンが圧倒的に多いといっていいのではないでしょうか。

「骨盤の歪み」は転倒に直結するか

ところで、「肩こりがひどい……」「腰が痛くて歩くのもつらい……」というとき、整体院等に行かれたことはありますか。

そして、「骨盤が歪んでいますね」「背骨が曲がっていますね」「左右の足の長さが違いますね」と言われ、ドキッとされた経験はありませんか。

こうした点を重視し、「だから転びやすくなる」と断言する先生もいます。

でも、本当にそうでしょうか？

骨盤の歪みを矯正しても、曲がった背骨をまっすぐに伸ばしても、足の長さを左右均等に戻しても、それらはすべて外側だけの調整に過ぎず、内側——根本の部分は何も調整されていないのではないかと私は考えています。

内側——根本の部分って？

これこそが脳。要するに、骨格の歪みや筋肉のバランスを調整してくれるのは脳の働きによるもので、脳そのものの機能を改善しない限り、骨格も筋肉も元に戻ってしまうのです。

そして、これがとても重要なことですが、骨盤が歪んでいるから、背骨が曲がっているから、左右の足の長さが違っているからといって、必ずしも転んでしまうということはありません。

重いショルダーバッグをいつも右肩に背負っている人は右肩はいつもずれている。左肩に比べると下がっている。だから、バランスを崩してよろけてしまったとき、右方向に転びやすくなるかというと、そうともいえません。

自分では気づかないかもしれませんが、重いショルダーバックを右肩に背負っても、右肩がずれたり、左肩よりも下がらないのは、脳が左右均等になるように調整を図ってくれているからです。

言い換えると、**右肩がずれていたり、左肩よりも下がっていたとしたら、それは脳**

の働きが低下しているからなのです。

したがって、骨盤が歪んでいたとしても、背骨が曲がっていたとしても、左右の足の長さが違っていたとしても、それが転倒に直結するわけではありません。

それらを調整したとしても、脳の働き——平衡感覚や立体感覚の機能が低下していると、転ぶときは転んでしまうのです。

バランスを保とうとする平衡感覚が鈍ると、平らな道でも転ぶ

ここで、平衡感覚と立体感覚について、もう少し説明させていただきます。

プロローグでも述べたように、平衡感覚とは身体が傾いたり倒れそうになったとき、それを察知してバランスを保とうとする働きのことをいい、これは小脳によってつかさどられています。

電車の中で多少の揺れであれば、つり革につかまらなくても立っていられますよね。あれなどは、まさしく平衡感覚の働きによるものです。

では、平衡感覚の機能が低下すると、どんなときに転びやすくなるのでしょう。

典型的なパターンとして、坂道や凸凹した道を歩いていて、何かのはずみでバラン

スを崩してしまったときがそうです。

平衡感覚の機能が鈍っていると、傾いた場所にいるときなど、身体のバランスを整えようとする働きまで鈍るようになり、よろけやすくなります。

また、平衡感覚の機能が低下すると、身体の重心が左右どちらかに傾いてしまうため、まっすぐ歩くのも難しくなります。

左の方に曲がって行ってしまうかと思えば、右の方に曲がって行ってしまうなど、歩く方向がズレてしまうのです。

フラフラした歩き方になったり足取りもおぼつかなくなります。そのため、ちょっとでもバランスを崩してよろけると、そのまま倒れてしまう可能性が高くなるのです。段差もなく、石ころもない平らな道でも転ぶ人がいるのはこのためです。

ちなみに、そういう人にベッドにうつ伏せになってもらうと、身体全体が曲がっています。上半身はまっすぐでも、下半身が左右どちらかに「く」の字のように曲がっている人もいたりします。

ところが、本人は身体が曲がっているという自覚がありません。私がまっすぐの状態にして体を直すと「これで身体がまっすぐになったんですか」と不思議がられることがしばしばあります。

ご自分では「く」の字に曲がった状態が「まっすぐ」だと認識してしまっているのです。

もうひとつ怖いのがふらつきです。

ふらつきというのは、目がグルグルまわるほどではないけれど、ふわっとした感覚を覚える状態のことをいい、これは加齢による脳の老化によって起こります。

そのため、これまた転びやすくなってしまうのです。

よけたり、乗り越えたりする
立体感覚が鈍ると、頭でわかっていても足が出ないために転ぶ

次は立体感覚についてです。これもおさらいになりますが、**立体感覚とは空間にある物体の位置・大きさ・形状・間隔などを認知することで、つかんだり、よけたり、乗り越えたりするときに使われる働きのことをいい、これは大脳によってつかさどられています。**

ボールを足で蹴ることができるのも、飛んできたボールをグローブでつかめるのも、階段の昇り降りができるのも、この立体感覚の働きによるものです。

この立体感覚の機能が低下すると、どんなときに転びやすくなるのでしょう。

その前に、みなさんにお尋ねしますが、家の鍵をあけようとするとき、鍵がなかなな

かうまく鍵穴に入らない……なんていうことはありませんか。
あるいは、エレベーターに乗ったとき、四階のボタンを押したつもりが五階のボタンを押してしまった……なんていうことはありませんか。
「ある」と答えた人にもう一つお尋ねしますが、タンスの角などに足の小指をよくぶつけたりしませんか。
「歳が歳だし、視力が減退したからだ」と思う人もいるかもしれませんが、これこそ、立体感覚の機能の低下がそうさせているのです。

立体感覚の機能が低下すると、目（視覚）でモノを立体的に捉えることができても、身体の動き（動作）との間にズレが生じるようになります。

プロローグでもお話したように、段差があったので、本当は五センチ足を上げなければいけないところを、実際は三センチしか足を上げなかったため、つまずいて、転んでしまうのはこのためです。

歩いているとき、前方から体格のいい大柄の人が来たのでよけたつもりが、肩がぶつかり、突き飛ばされてしまった……という人も同じです。目では「ぶつかりそうだ」と認知できても、身体がよけきれていないのです。目と動作との間にズレが生じているのです。

また、人によっては、前方によろけてしまったとき、そのことが頭ではわかっても、足が出ないため、一歩が踏み出せず、そのまま転んでしまうなんていうこともあります。

これもまた、立体感覚の機能の低下によって、脳と身体が連動していないことが大きく関係しているのです。

第3章

脳を活性化して転ばない身体をつくる

足の裏には「脳」と直結している「反射区」がある

筋力をつけたり、体の歪みを整えても身体を調整しても、転ぶときは転んでしまう。それを防ぐためには、平衡感覚と立体感覚をつかさどる脳の反射区を刺激することが、とにもかくにも重要になってきます。

では、どうやって「脳」を刺激すればよいのでしょうか。

そのことをご説明するまえに、人間の足の裏には、「脳」と直結している**「反射区」**があることを、キチンと認識しておく必要があります。

「反射区」——本文ですでに何度か登場している言葉です。

また、「ツボのことなの？」と思われた人も多いはずです。

「反射区」とは内臓や各器官につながる末梢神経が集中しているゾーン

反射区というのは、足の裏などにある内臓や各器官につながる末梢神経が集中しているゾーン（面）のことをいいます。

内臓や各器官につながる末梢神経といっても、直接、つながっているわけではありません。脳を介してつながっています。

詳しくは、この後説明しますが、足指にある反射区（末梢神経が集中しているゾーン）を刺激すると、脳を経由して、内臓や各器官に影響を与えるようになっているのです。

わかりやすい例を出すと、条件反射と似ています。

レモンを見ると、唾液が出ますよね。なぜ、唾液が出るのか？　それはレモンを見たからだけではありません。その光景が脳に伝達されるからです。

そして、脳には過去にレモンを口にして酸っぱさを味わったときの体験が記憶としてインプットされています。

要するに、「①レモンを見る　↓　②脳にそれが伝わり、脳が酸っぱいモノと判断　↓　③脳の指令によって、唾液腺が唾液を出す」というメカニズムとまったく同じです。

反射区の場合も、そこを刺激すると、脳の働きかけ（指令）によって、特定部位に改善・回復といった良い変化が起きるようになっているのです。

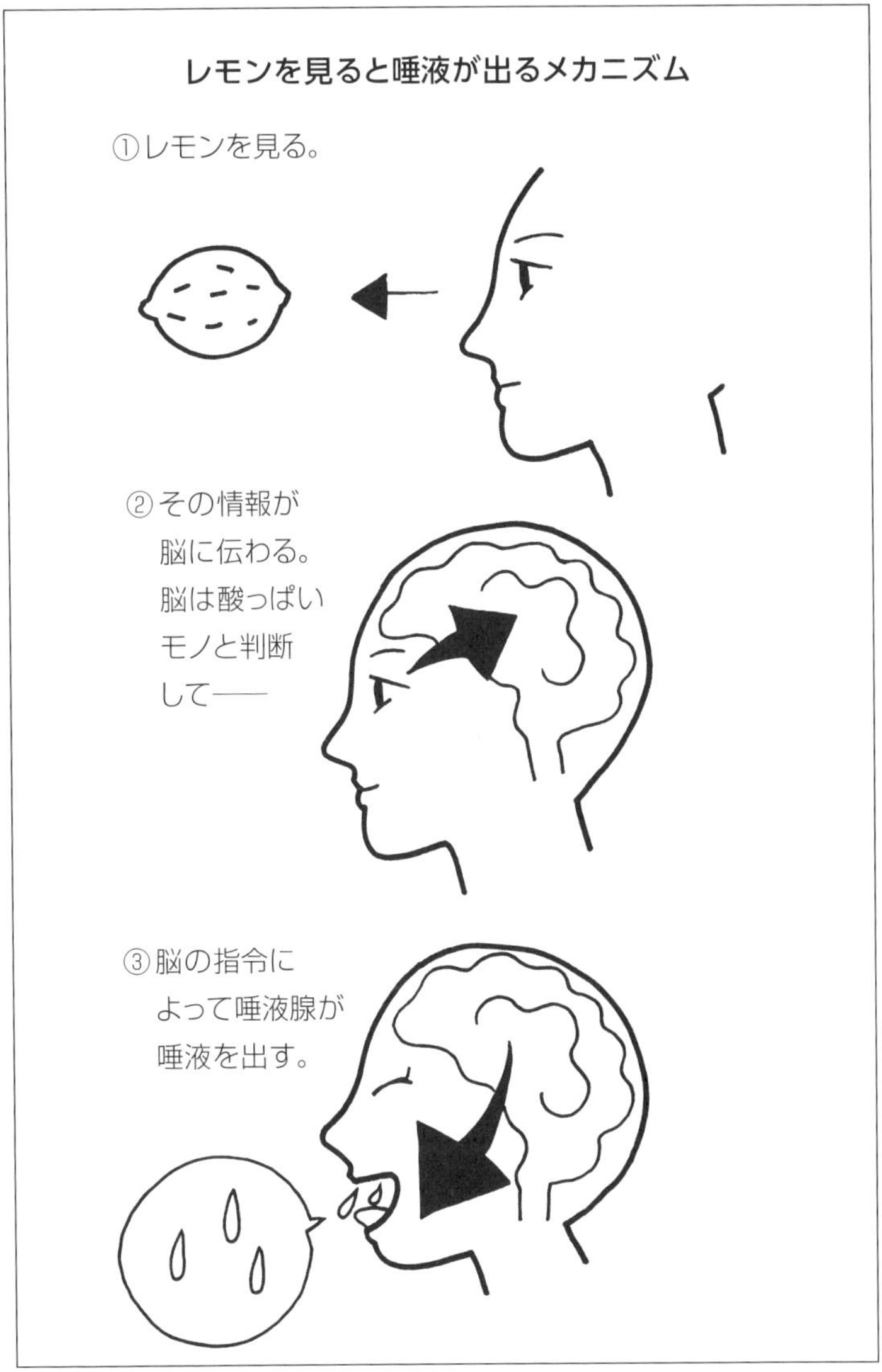
レモンを見ると唾液が出るメカニズム
①レモンを見る。
②その情報が
脳に伝わる。
脳は酸っぱい
モノと判断
して――
③脳の指令に
よって唾液腺が
唾液を出す。

ツボ療法は経穴《けいけつ》刺激で身体の改善を図るもの

では、反射区とツボはどこがどう違うのでしょうか。

これについても、わかりやすく説明を加えさせていただくと、ツボとは東洋医学でいうところの「経穴《けいけつ》」のことをいいます。

そして、この経穴は身体のあちこちに無数に存在します。

鍼灸の治療を受けられた方ならご存じだと思いますが、「胃の調子が悪い」というとき、お腹以外の場所にも鍼を打たれたり、お灸をされたことはありませんか。

要するに、身体全体の気の流れを整えることで、内臓や各器官の改善を図ることを目的としたのが鍼灸などのツボ療法。

これに対し、一つ一つの内臓や各器官を刺激することで、その改善を図ることを目的としたのが反射療法なのです。

また、経絡の図をご覧になった方ならご存じだと思いますが、身体中にたくさんの線が描かれていますよね。まるで電車の路線図のように。その中に点があったのを覚えていますか。そう、路線図で例えて言うと駅みたいな。あれが経穴（ツボ）なのです。

つまり、ツボは「ポイント」と言われるように、点のようなものなのです。

では、反射区はどうでしょう。

反射区の「区」とは区域、つまりゾーンのこと。面です。

後述する第5章・125頁のチャートとして表したイラストを見てもおわかりのように、どの反射区も面になっています。

ツボは点（ポイント）、反射区は面（ゾーン）。これも大きな違いなのです。

〈足裏は体を表す——脳の反射区は親指〉

ところで、次ページのイラストをご覧ください。

ちょっとグロテスクに見えますが、これ、人間の左右の足裏を合わせて、人体の内臓や各器官をあてこんだものです。

どうです。実にうまくフィットしているとは思いませんか?

なかでも、とくに注目していただきたいのが、**イラスト上部・足の五本指の箇所。**

中央から、左右に向かって、鼻、目、耳の反射区があるのがわかりますよね。

そして、イラストではわかりづらいかもしれませんが、**脳の反射区は親指の部分に**あるのです。

足裏に体の臓器がフィットしている

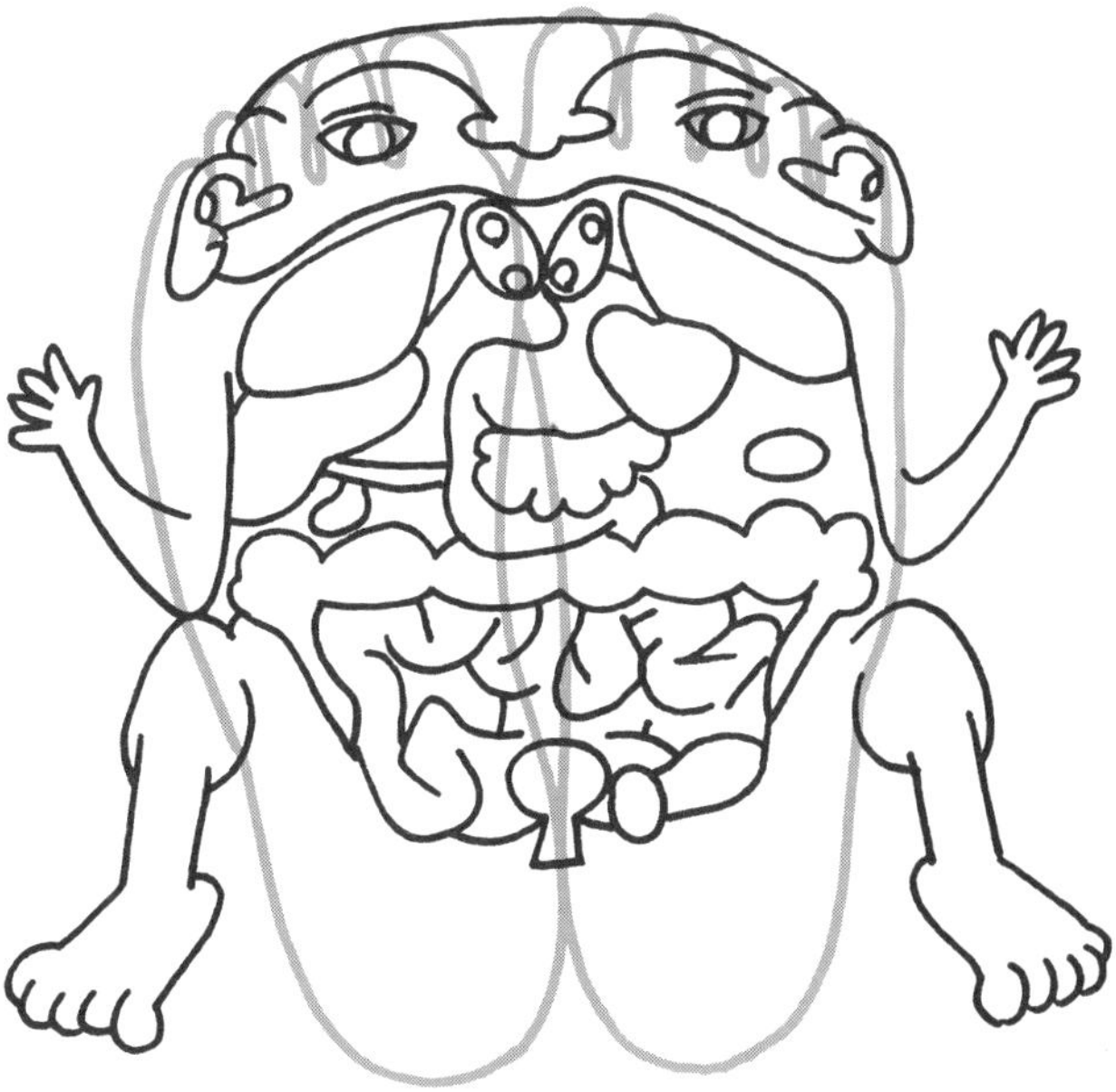

人間の左右の足裏を合わせて
人体の内臓や各器官をあてこんだ図。
足の5本指の箇所に注目すること。
鼻、目、耳の反射区があることがわかる。

立体感覚は大脳が、平衡感覚は小脳がつかさどる

脳は、普段、どんな働きをしているのでしょうか。

まず、**大脳**は生命を維持していくために、人体にあるすべての内臓や各器官の指令塔の役割を果たしています。

たとえば、食べ物を口にすれば胃液が出て消化してくれます。お酒を飲めば、肝臓がアルコールを分解してくれます。そのお酒を飲み過ぎてしまったときは、腎臓が余分な水分をろ過して尿を作り出してくれますよね。

私たちは普段あまり意識しませんが、これらは、みんな大脳からの指令によるものなのです。

それだけではありません。感じる働き、すなわち感覚も大脳によってつかさどられています。

感覚といえば、視覚・聴覚・嗅覚・味覚・触覚といった五感のほかに、熱さ（暑さ）を感じる温覚、冷たさ（寒さ）を感じる冷覚、痛みを感じる痛覚などが挙げられますが、それだけではありません。

これらの相互作用によって、**空間にある物体の状態をすばやく認知する感覚も大脳からの指令によるもので、その一つが立体感覚なのです。**

次は**小脳**についてです。

小脳には私たちの運動神経をつかさどる働きがあります。運動神経というと、「あの人は運動神経がいいから（悪いから）、テニスも野球もうまい（へた）」といったようにスポーツを連想しがちですが、それはほんの一部にしか過ぎません。

座る、立つ、噛む、寝返る……といった日常生活の何気ない動作も運動神経によるものです。

また、**小脳は大脳からの情報を受けて、体を動かす際の速度、力の入れ具合、バランスなどを計算して調整する運動調節機能も備えています。**

その一つが平衡感覚なのです。

脳の反射区への刺激は脳の覚醒につながる

このように素晴らしい機能を備えた大脳と小脳ですが、加齢やストレスや疲労などによって、年々、これらの機能が低下していくのは否めません。

「最近、物覚えが悪くなった」

「とっさに判断ができなくなった」

「動作が鈍くなった」

等々。

しかし、正確に言えば、機能が低下したというよりも、機能がうまく働いていないだけ、少し寝ぼけているような状態なのです。

朝、目が覚めた瞬間、ボーッとしていますよね。そんなとき、いきなり新聞や本を読みますか？　読みませんよね。

まず、顔を洗い、コーヒーやお茶などを飲むなどして、目を覚ましてから、新聞や本を開くと思います。

理屈はそれとまったく同じで、平衡感覚と立体感覚の機能が低下しているというのは、脳が覚醒していない状態なのです。ボーッとしている状態と同じなのです。にもかかわらず、その状態で身体を動かせば、いつ転んでしまってもおかしくありません。

転ばない体を手に入れる近道はまず脳を覚醒させ、活性化させていくこと。つまり**平衡感覚をつかさどる小脳、立体感覚をつかさどる大脳を刺激して目覚めさせる**必要があります。

その方法が本書でご紹介している一本の輪ゴム（両足に使うため、正確には二本ですが）を足の親指に巻く健康法なのです。

足の親指を刺激すると痛いのは機能低下のシグナル

ここで、みなさんにちょっとしたお願いがあります。

この本を読むのをいったん中断して、部屋の中にいるようでしたら、素足になって敷居などの段差の部分に足の親指（足裏でも可）を押しつけてみてください。

左右どちらの親指（足裏）でもかまいませんが、バランスを崩さないように、両手を壁際などに当てて、身体全体を安定させてから行ってくださいね。


どうでしょう。痛くありませんか？

親指（足裏）の部位によっては鈍痛を感じたり、鋭い痛みを感じたりした方もいたと思います。

これは前述したように、足指や足裏の反射区には、内臓や各器官とつながっている末梢神経が集約されていることと関係しています。

とくに、機能が低下している箇所は過敏になっていて、痛みとなって現れる仕組みになっています。


つまり、足の親指（足裏）を段差に押し付けたとき、痛みを感じるのは、自分では自覚できていないかもしれないけれど、

「あなたの反射区とつながっている箇所はだいぶ疲れていて、機能が低下していますよ」

という親指（足裏）からの一種のシグナルでもあるのです。

足の親指を刺激すると健康にいいワケ

では、この反射区を刺激すると、そことつながっている内臓や各器官の機能は、なぜ改善されるようになるのでしょうか。

①免疫系の器官が活発になる点が挙げられます。外部から侵入してくる細菌や異物に対しての抵抗力も高まるようになります。

したがって、免疫力の向上にも一役も二役も買ってくれるようになるのです。

②全身のホルモンのバランスが調整できるという利点もあります。

ホルモンの異常は、身体にいくつかある内分泌腺（ホルモン臓器）のバランスが崩れたときに起こりますが、反射区を刺激することによって、

③全身の血のめぐりが良くなる点も見逃せません。

足指や足裏を刺激すると血液の循環が良くなる

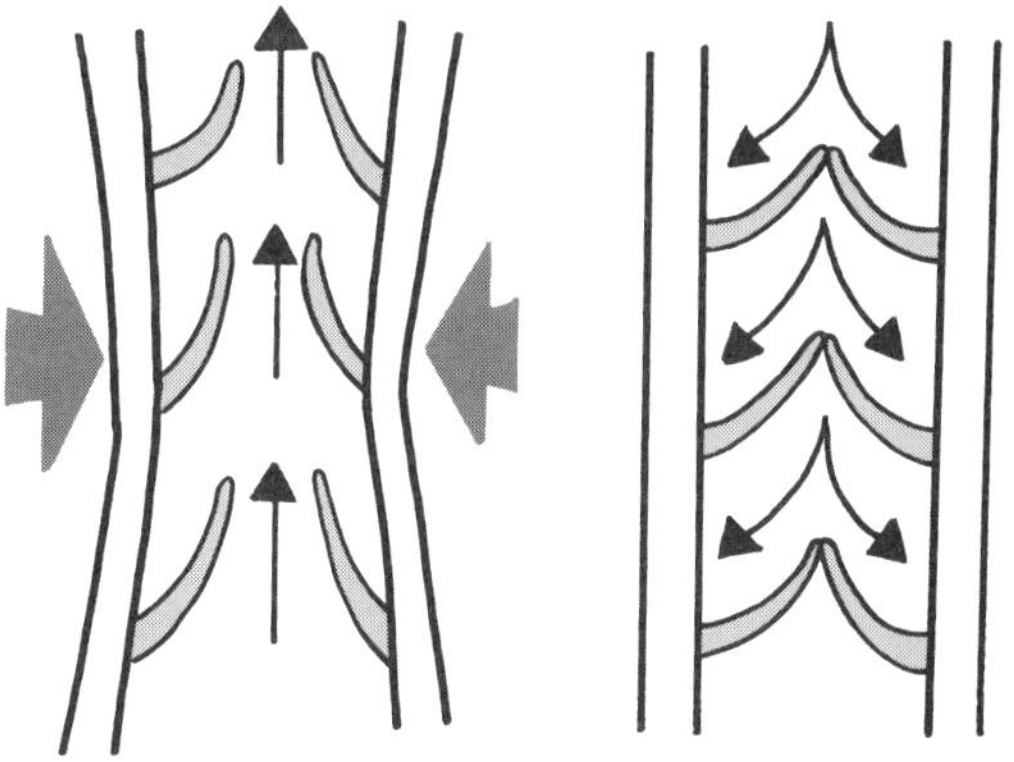

足裏を刺激すると、末梢部の血液が心臓に向かうようになる

血液の逆流を防ぐため静脈には弁がついている

ご存じのように、心臓からは全身に向かって血液が送り出されています。しかし、足は心臓からもっとも離れた場所にあるため、血流が悪くなりやすいという難点があります。

これは、血液の回収が末梢の筋肉の収縮によって行われていることが大きく関係しています。

上のイラストにもあるように、末梢部の静脈には弁がついていて、逆流を防ぐ働きをしています。

ところが、足指や足裏を刺激すると、筋肉に一定の圧をかけることになるため、末梢部の血液が心臓に向かうようになります。その結果、血液の循環が良くなるというわけなのです。

実際、私の治療院にみえられた患者さんに施術を行うと、みなさん口をそろえて身体全体がポカポカしてきたと言います。

あなたも足の親指に輪ゴムを巻いた後、身体がポカポカしてきませんでしたか？これはもう完全に血のめぐりが良くなった証拠です。

しかも、血のめぐりが良くなれば、副交感神経の働きが優位になるため、緊張がほぐれるようになります。それによって心身がリラックスしてきて爽快な気分になるのです。

こうしてみると、足の親指を刺激すれば、一石二鳥どころか一石数鳥もの効果が期待できるといってもいいのではないでしょうか。

足の親指を刺激すると脳の機能が整う

足の親指を刺激すれば、以上のような相乗効果によって、反射区とつながっている内臓や各器官は瞬く間に改善され、向上するようになります。

胃の反射区を刺激すれば、胃腸の働きが活発になり、肝臓の反射区を刺激すれば、肝臓の働きが活発になり、腎臓の反射区を刺激すれば、腎臓の働きが活発になるといったように……。

では、足の親指にある脳の反射区を刺激したらどうなるでしょう？　いうまでもなく、大脳と小脳などを中心とした頭の働きが活発になります。

繰り返し言いますが、大脳というのは身体の各器官の司令塔のようなもの。そこの反射区を刺激することによって、各器官への指令が明確、なおかつ迅速に伝わるようになります。

それによって、立体感覚も改善されるため、目と身体の動き（動作）のズレもなくなり、何かにつまずいたり、誰かとぶつかりそうになってもよけられるようになります。転ぶ頻度が激減するのはそのためです。

小脳はどうでしょう。小脳の反射区を刺激すれば、小脳によってコントロールされている運動神経が活性化し、身体の軸も整うようになります。

すると、平衡感覚も改善され、よろけてバランスを崩す頻度も減るようになります。仮にバランスを崩しても、身体の傾きが補正できたり、足を一歩出すことができます。また、身体の軸が整えば、それがたえず身体の中心にあるため、しっかりとした足取りで、まっすぐ歩けるようになります。だから、これまた転ぶ頻度が激減するようになるのです。

足の親指を刺激すると、脳が刺激され、平衡感覚と立体感覚の機能が高まる理由がこれでおわかりいただけましたでしょうか。

いつでも、どこでも気軽に行える輪ゴムの刺激法

足の親指を刺激すると、どうやら転ばない体になるらしいということはご理解いただけたと思います。

ではなぜ

「足の親指を刺激するのに、なぜ輪ゴムなの？」

でしょうか。

実はこれにはキチンとした理由があります。

ふだん、私が患者さんに施術を行うときは、当然、指を使います。でも、みなさんはどうでしょうか？

手を使うと、どこを押せばいいのか、どのくらいの強さで刺激したらいいかわかりませんよね。

その点、輪ゴムを巻くだけなら、大したテクニックはいりません。また、何よりも輪ゴムを四重（三重でも可）にしたときの圧迫感と堅さが、親指を刺激するのにちょうどフィットします。

それに輪ゴムなら、どこの家にもたいていはあります。

要するに、いつでも、どこでも、気軽に行えるという点において最適なのです。

さあ、あなたも今日から足の親指に輪ゴムを巻くのを習慣にしてしまいましょう。**一日二四時間のうち三分間だけでもかまいません（正確には二つの反射区を刺激するため六分間）**。

転ばない身体づくり、生涯健康でいるための身体づくりのために、役立ててみてください。

第4章

輪ゴム効果はすごい!

脳梗塞の後遺症で歩きづらかったのが、輪ゴムを巻き始めた途端、大幅に緩和！

F・Tさん（七〇歳・女性）

「杖をついて歩いていても、左足がマヒしているため、身体がどうしても右の方に傾いてしまい、とにかく歩きづらく、ちょっと歩いただけで疲れてしまうのよね」

これがF・Tさんの第一声でした。

聞けば、三年前に脳梗塞で倒れ、左手足がマヒしてしまったとのこと。そのため、身体のバランスがとりにくく、座っているときも、何かにつかまったり、寄っかかっていないと、姿勢が崩れてしまうというのです。

懸命なリハビリが功を奏して、杖をつけば、どうにか歩けるようになれたものの、マヒしている左足がほとんど上がらず、左足をひきずるように歩くため、左右のブレが激しいらしいのです。だから、足取りもおぼつかずフラフラ……。

私の治療院に来られたそもそものきっかけは、マヒした手足が硬直して痛みがひどく、それをほぐしてもらいたいからということでしたが、「平衡感覚の機能がだいぶ低下している」と思った私は、その反射区も重点的に刺激することにしました。

するとF・Tさん、施術が終わった後、椅子に座っていても、さすがに健常者とまではいきませんが、姿勢が保たれ崩れることはありません。

これには付き添いで来られた娘さんもびっくり。そこで娘さんに「お母さんの両足の親指に、一日一回・三分間を二カ所、こんなふうに輪ゴムを巻いてあげてくださいね」と、〝輪ゴム巻くだけ健康法〟を勧めてみることにしたのです。

それから一週間ほどしてからでしたが、今度は私がびっくりするほどでした。なんと、歩くと左右のブレがあんなにひどかったのに、それがだいぶ緩和されているのです。しかも、座ったときも、姿勢が崩れることがありません。

私が施術を行ったのは、それから一週間後にもう一回と、合計三回だけ。後は、お嫁さんに、毎日輪ゴムを巻いてもらうようにしたところ、半年後、道端でばったりお会いしたときに、「おかげさまで、介助なしでも、ちょっとした外出くらいなら一人でできるようになりました」という嬉しい報告を受けました。見れば、若干引きずってはいるものの、足取りは、初めてお会いしたときと比べるとまるで別人のよう。

この調子でいけば、転ぶ心配もなさそうです。

一日数回ものコードのつまずきがゼロに！

H・Kさん（五四歳・男性）

次に、H・Kさんのケースを紹介しましょう。H・Kさんとの出会いは、以前に出した拙著を読んでくれたのがきっかけでした。

実はH・Kさんは大の酒飲み。そのため、会社の健康診断を受けた際、どうも肝臓の数値に問題があったようで、当初はそれを改善するために見えたのです。

「お酒は控えめにして、一週間に最低二日は休肝日を設けてくださいね」という条件付きで、週一回のペースで施術を行ったところ、一カ月後には数値が正常に戻ったので、まずはめでたし……と言いたいところですが、私には気になることが一つありました。

それは治療院にある電気コードによくつまずくことです。「気をつけてくださいね」と言ったそばから、つまずいてしまうのです。

「ひょっとしたら、立体感覚の機能が低下しているのかもしれない」

そう思った私がいろいろと尋ねてみると、電気のコードにつまずき転びそうになるのは日常茶飯事。多いときは一日三～四回もつまずいてしまうらしいのです。

また、子供のころから球技が苦手で、野球をやれば三振ばかり。レッスンプロについてマンツーマンで指導を受けても、ゴルフがいっこうに上達しないといいます。

それだけではありません。電話のかけ間違いも多く、スマホで登録していない人に電話をかけると、三回に一回は違ったところにかけてしまうらしいのです。

「これはもう立体感覚の機能が鈍っている証拠に間違いない」

そう確信した私は立体感覚をつかさどる大脳の反射区を刺激。帰り際には、その個所に輪ゴムを巻くようにアドバイスしました。

その結果、一週間後、施術に来られたとき、開口一番、笑顔でこう言ってきたのです。

「先生、あれから一度もコードにつまずかなくなったんですよ」

「それからこの前言い忘れていましたけど、家の鍵を開け閉めするときも、一回で入ることは少なく、何回もガシャガシャやることが多かったんですが、最近は一発で入るようになったんです」

それから一年経った今、ゴルフの腕もだんだんと上達するようになったとのこと。

立体感覚の機能が高まれば、転倒のリスクが激減するだけでなく、日常生活も快適になる。H・Kさんのケースはまさにその好例といっていいでしょう。

輪ゴムを巻き始めてから、歩く速さが倍に！

S・Sさん（八二歳・女性）

S・Sさんは現在八二歳。頭はとてもしっかりしているのですが、半年前、私のところに初めて施術を受けに来られたときは、身体に様々な症状がでていました。

彼女は五年前にガンの手術を受け、完治した今でもたくさんの薬を服用していて、その副作用もあってか、とにかく身体がだるくてたまらないというのです。

そんな彼女を問診していて、もうひとつ気になることがありました。それは顔面の腫れ。そう、顔を腫らしているのです。

その理由を尋ねると、家の中で絨毯《じゅうたん》の上を歩こうとしたとき、絨毯の端で足を上げたつもりがキチンと上がっていなかったみたいで、転んでしまったとのこと。

よく見ると、治療院の中をほんの数メートル移動するだけでも、フラフラとした歩き方。確かにおぼつかない足取りです。

「フラフラして歩くのは平衡感覚の機能が鈍っているからに違いない。足を上げたつもりでもキチンと上がっていないのは立体感覚の機能が鈍っている可能性が十分に考えられる」

そう思った私は身体のだるさや震えをとる施術を行うほか、両方の足指、すなわち平衡感覚をつかさどる小脳の反射区と、立体感覚をつかさどる大脳の反射区も念入りに刺激しました。

すると、効果はたちまち現れました。一時間の施術を終えた後、笑顔でこうおっしゃってくれました。

「来たときよりも、ずっとラク！　身体のダルさがなくなりました」

そして何よりも、椅子からスッと立ち上がり、軽い、しかもしっかりとした足取りで治療院を後にしたのが印象的でした。

ちなみに、私がＳ・Ｓさんに施術をしたのは、この一回のみでした。後は、自宅にいるとき、足の親指に輪ゴムを巻くようにアドバイスをしただけですが、そのおかげでフラフラすることもなくなり、部屋にあるコードをまたぐときも、キチンと足が上がるようになったというのです。

また、「やっぱり輪ゴムは効果がある」と痛感したのは、本書を執筆中、わざわざ旬の果物を治療院まで届けてくださったことでした。

「初めてここ（治療院）におうかがいしたときは、駅から歩いてくるのに三〇分かかったけど、今日は半分の一五分で来ることができました。前よりも早く歩けるようになり、嬉しくて嬉しくて……」

こう笑顔で語るS・Sさんの夢は、旦那様とクルージングの旅に出ること。

あれだけ、しっかりとした足取りなら、船内でも心配はないでしょう。

趣味のサッカーが上達し、ケガが減った秘訣は、輪ゴムにあった

Ｙ・Ａさん（四三歳・男性）

知人のＹ・Ａさんは、二〇年以上、趣味でサッカーをやっているスポーツマン。ところが、試合中にボールを取り合って相手と接触すると、最近はすぐに自分だけ転んでしまい、打撲やねん挫をして辛い思いをしているという悩みがありました。しかも、自分よりも小柄な相手にも転ばされてしまうというのです。

「体幹は弱ってない？」と尋ねると、Ｙ・Ａさん、ムキになって「体幹トレーニングは、毎日しっかりやっているし、筋トレだって頑張っているんですよ」

そう言われれば確かにその通り。Ｙ・Ａさんは筋肉もしっかりついている肉体の持ち主でした。

「そうなると、平衡感覚に問題があるのかもしれない……」

そう思った私はプロローグで紹介した片足立ちの平衡感覚のテストをやってもらうことにしました。すると、案の定、両足とも一〇秒ともちません。スポーツをやっている四〇代の男性がこれでは、試合中に相手とぶつかって転んでしまうのは当然といえば当然のことです。

そこで早速、足の親指に輪ゴムを巻くようにアドバイスしたところ、効果テキメン。それから二週間後の試合では、転ばなかっただけでなく体が安定した気がすると報告してくれました。

「輪ゴムで親指を刺激するようにしたら、バランスがとれるようになったようで、対戦相手とぶつかっても当たり負けしなくなりました。逆に相手が転んでしまうこともあります。そのおかげで、ケガも減りました」

「以前は歳のせいなのかなと思っていましたが、自分の場合、平衡感覚に問題があったんですね。いいことを教わりました。自信が持てるようになったので、これからますますサッカーに打ち込みます」

その後のY・Aさんは、定期的にメールでこんな報告をしてくれています。

手放せなかった睡眠薬を飲まなくなり、足のふらつきもなくなる

K・Yさん（八四歳・女性）

次に紹介するのは友人のお母さん、K・Yさんのケースです。

K・Yさん、頭はしっかりしているものの、ものすごく神経質なところがあって、夜、ベッドに入っても、ちょっとした物音で目が覚めてしまうらしく、睡眠薬が手放せず、もう二〇年以上も服用し続けていると言います。

そのせいか、朝起きたとき、身体がだるかったり、ふらつくこともしばしばあり、それが原因で数年前に転倒・骨折。右手首の骨折だけで済んだため、寝たきり状態はどうにかまぬがれたものの、相変わらず睡眠薬を服用しているので、「この先も、またいつ転倒するかわからないと思うと、とても不安になる」と友人が言うのです。

　そこで、私は次のようにアドバイスをしました。

「普通に眠っているときと、睡眠薬によって眠らされたときとでは、眠りの質が違うことを知ってますか？　薬で眠っているときは、脳が休んでいるというよりも、単に麻痺しているだけ。深い眠りには入っていないんです。だから、心肺機能も高まったまま。身体も緊張状態のまま。朝、目が覚めたとき、身体がだるかったり、ふらついてしまうのは、これも多分に影響していると思いますよ」

　そして、早速、足の親指を刺激することの大切さを伝え、足の親指に輪ゴムを巻いてあげるようにもアドバイスしたのです。

　最初は友人が輪ゴムを巻こうとすると「痛い」と言って嫌がっていたみたいなので、「痛がるようなら無理して四重巻きにしないで、三重巻きでも大丈夫ですよ」と言ったところ、二週間ほどして、彼女からこんなメールをいただきました。

「君枝先生のアドバイスにそって、輪ゴムを巻くのを日課にしたら、朝、起きたとき、『身体がダルい』と言わなくなりました。足のふらつきもだいぶ減ったみたいで、本人も『地に足がついた感じで歩ける』と申しております。君枝先生、ありがとう」

そして、もっと嬉しかったのは、それからさらに一カ月ほど経って来たメールに次のように書かれていたことでした。

「母はだいぶ元気になり、最近は目覚めもスッキリみたい。それもこれも最近は睡眠薬を飲まなくなったせいかもしれません。そう、ウチの母、睡眠薬と縁が切れたんです」

エスカレーターでバランスを崩しても、ケガ一つなく踏ん張れた

M・Nさん（八六歳・男性）

次に紹介するM・Nさんの話には、皆さんもきっと驚くのではないでしょうか。

M・Nさんは現在八六歳。一〇年前に奥さんを亡くされてから、年季の入った広い家で一人暮らしをされていました。

そのため私も心配に思い、もしも自宅で転んで起き上がれず、最悪、孤独死なんていうこともありうるので、「輪ゴム巻くだけ健康法」を教えてあげたのです。

M・Nさんも、ふだんは強がっていましたが、やはり年齢的にも不安があったのでしょう。毎日、足の親指に輪ゴムを巻いてくれていたようなのです。

そんなある日のこと、彼から突然、電話がかかってきました。

それも、「あなたのお陰で、本当に助かった。ありがとう。ホントにあの輪ゴムが良かったみたいだ！」という感謝の連絡だったのです。

つまり、こういうことです。

彼は定期的に病院に通っていたのですが、ある日、予約の時間が迫っていたため、急いでエスカレーターに乗って、自分の診療科に行こうとしたところ、病院のエスカレーターの動きがゆっくりし過ぎていたため、タイミングが合わず、足が踏板に乗り損ね、転がりそうになってしまったらしいのです。

そのまま転倒したら、大事故になったかもしれませんが、輪ゴムを親指に巻くことを日課にしていたのがよかったのでしょう。とっさに浮いた足を床につけることで踏ん張れたというのです。

もう片方の足も、あまりフラつかずにいられたのも良かったようで、尻もちはついたものの、まったくケガをしなかったといいます。

その話を聞いて、私もホッと胸をなでおろしましたが、Ｍ・Ｎさんのケースは「輪ゴム巻くだけ健康法」のお陰で転倒をまぬがれた好例といっていいでしょう。

不眠が改善され、下半身も安定。力強く機敏になった女子ボクサー

R・Eさん（三三歳・女性）

R・Eさんは、女子のプロボクサー。まだ三〇代と若く、体脂肪率も低く、均整の取れた肉体を持つアスリートです。

そんな彼女が、私の治療院に訪れた理由は不眠症を解消したいからでした。

プロボクサーは常に神経を張り詰めています。試合のときはもちろんのこと、日々のトレーニングも気を抜くわけにはいきません。ウエイトコントロールも厳しく、食事や水の量までそうとう制限しなければなりません。そんな緊張状態が続き、夜も眠れなくなってしまったというのです。

不眠は、基本的に親指にある小脳を刺激すれば解消できるので、私がそこを中心に施術していくと、二回ほどの通院で、彼女の不眠はほぼ改善しました。

それぱかりではありません。平衡感覚も鍛えられたようで、体幹やバランス感覚も強くなったようでした。

これまで、スパーリング（実戦形式の練習）で、相手が大きいとすぐに姿勢が崩れてしまったのが、施術後は崩されにくくなったというのです。

そこで私は秘策として、彼女に「輪ゴム巻くだけ健康法」のやり方を教えてあげました。これなら、毎日、いつでも自分で行えるので、常に体を良い状態にもっていけて、それをキープできると思ったからです。とくにアスリートには平衡感覚や立体感覚の機能向上は不可欠です。

実際、輪ゴムを巻くようになった彼女の身体能力はめきめきと向上しました。とくに下半身がしっかりするようになり、崩れなくなったため、パンチも速く繰り出せるようになったのです。

ちなみに、彼女の場合、「輪ゴム巻くだけ健康法」を朝と夜、試合の前にも必ず行うようにしているといいます。

確かに、最近のR・Eさんを見ていると、以前よりもいっそう力強く機敏になって、ワンランクアップしたような感じがします。アスリートは筋肉がしっかりしているので、平衡感覚や立体感覚が整うと、目に見えてパフォーマンスが向上するので、この先がますます楽しみです。

輪ゴムを巻いたら、足取りがしっかりして娘の名前も言えるようになる

M・Sさん（八五歳・女性）

知人のお母さんのM・Sさんは、認知症が悪化して、一人暮らしが難しくなったため、二年前から老人介護施設に入所されていました。

入所してから、だんだんと足腰も弱くなり、杖なしでは歩けなくなって、ゆっくりとしか移動できなくなってしまったのです。

面会に行くごとに弱っていくお母さんのことが心配でたまらなくなったのでしょう。娘さんが、私と会ったときに、そんな悩みを打ち明けてくれたのです。

「こういうときこそ、平衡感覚と立体感覚の機能を高める必要がある」

そう思った私は、早速、彼女にお母さんの足の親指に輪ゴムを巻いてあげるようにアドバイスしました。それからというもの、彼女は施設へ面会に行くたびに、お母さんに輪ゴムを巻いてあげるようにしました。

仕事の都合で、面会は週に一回程度でしたが、輪ゴムを巻くようになってからは、だいぶ足取りがしっかりしてきたといいます。

それだけではありません。認知症で娘の名前すらわからなくなっていたお母さんなのに、輪ゴムを巻くようになってからは、間違えずに彼女の名前を呼んでくれるようになったというのです。

足の親指を刺激すると脳が活性化するため、認知症の緩和にも効果があるのです。

「母が私の名前を呼んでくれた時はうれしかったですね。認知症が少し良くなったのかな？　って、涙が出てきました」

「親指にこんな効果があるんですね。これからもできるだけ頻繁に面会に行って、輪ゴムを巻いてあげようと思います」

彼女からこんな報告を受けたときは、私まで涙がこぼれそうになりました。

不眠症・うつ状態が解消されただけでなく、足のふらつきもなくなる

I・Uさん（六五歳・男性）

I・Uさんは、わざわざ新潟県から通ってくださっている患者さんです。来院したそもそものきっかけは、ここ数年、眠れなくなって、疲れやすく、落ち込みが激しくて、明るい気持ちになれないからでした。

I・Uさんは、若いころから単身東京で働いていたのですが、定年退職を迎え、家族が待つ新潟に戻ったという事情がありました。それこそ愛する家族と一緒に暮らせるようになって、「めでたし、めでたし」と言いたいところですが、どうやら、それが彼にとってストレスとなったようなのです。

「なんだか家にいても、自分の居場所がない感じがして落ち着かないし、慣れないせいか、家族がいつもそばにいると疲れてしまうんです」

こうぼやくI・Uさんが、大きな環境の変化によって、「うつ状態」になって

いるのは、私から見てももはや明白。

ちょうど、「うつ状態」に効く反射区が親指に集中しているので、私は親指を中心に施術し、さらに普段自分でも簡単にできるようにと、輪ゴムを巻くやり方も教えてあげることにしました。

そして、二週間後に、再び来院されたときは、初めて来たときとはまるで別人のようでした。「もう、治療する必要ないのでは」と思えるほど、明るく元気なのです。

実際、不眠症やうつ状態の症状はだいぶ緩和したようで、あれから睡眠薬を飲まなくてもぐっすりと眠れるようになり、「これからの人生を楽しもう」という気持ちがだんだんと芽生えてきたらしいのです。

そして、何よりも、通院する前に比べると、しっかり歩けるようになったということも彼にとっては大きな収穫でした。

「ここ数年、歩いていると人に追い越されることが多くなって、歳を取ったんだなあと感じていたんです。足に力も入らなくなってフラフラすることもあったんですが、親指を刺激するようになってからは変わりました。歩くのが速くなって、足取りもしっかりして、もう人に追い越されることもなくなり、昔に戻ったようで嬉しいです」

うつ状態から抜け出して、人生を楽しもうという気持ちになれただけでなく、足のフラつきまで改善できたことが、余程、嬉しかったのでしょう。Ｉ・Ｕさんは今も月に一回のペースで新潟から定期的に通って来てくれています。

二度の骨折にめげず、今ではウォーキングが日課に！

Y・Wさん（七八歳・女性）

いくら筋肉を鍛えても、平衡感覚と立体感覚の機能が低下していたら、転ぶときは転んでしまう——私はプロローグでそうお伝えしました。

知人の紹介で治療院にいらしたY・Wさんはその典型的なケースといっていいでしょう。

Y・Wさんは七二歳のときに、坂道を歩いていて転倒。左肩を骨折し、「要介護1」の認定を受けて以来、週に二回ほどデイサービスに通い、ストレッチや筋力を高めるトレーニングを行うようになりました。

その熱心さにデイサービスの職員も感心するほど。「足腰の筋肉がだいぶついてきましたよ」とほめられ、Y・Wさんもまんざらでもない顔をしていました。

ところが、あるとき自宅の居間でまたしても転んでしまったのです。トイレに行こうと立ったとき、バランスを崩して身体がよろけてしまい、よろけた姿勢を立て直そうと右足を前に出した途端、電気のコードにつまずき、そのまま転倒……。

幸い、左手首が骨折しただけで大事には至りませんでしたが、それでもY・Wさんのショックは相当なものだったようです。

週に二回デイサービスに通って、あれほど熱心にストレッチや筋力を高めるトレーニングを行っていたのに……。デイサービスの職員からも「足腰の筋肉がだいぶついてきましたよ」とほめられたのに……。いったい、なぜ転んでしまったの？　ここまでお読みくださった人なら、その原因はもうおわかりですよね。

そう、トイレに行こうと立ったとき、バランスを崩して身体がよろけてしまったのは、平衡感覚が鈍っていたから。

よろけた姿勢を立て直そうと右足を前に出した途端、電気コードにつまずいてしまったのは、立体感覚が鈍っていたから。

Y・Wさんの場合、それがダブルで来たのです。

ともかく、いきさつを知った私は平衡感覚をつかさどる大脳の反射区と立体感覚をつかさどる小脳の反射区を念入りに刺激することにしました。

そして、この章でこれまで紹介した人たちと同じように、足の親指に輪ゴムを巻くようにアドバイスしたのです。

それから四年経った今、Y・Wさんはどんな生活を送っていると思いますか？

私も本人から直接聞いてビックリしたのですが、足の親指に輪ゴムを巻くのを日課にして以来、よろけたり、つまずくことがまったくなくなり、今では毎朝晩ウォーキングをしていると言います。

「一日一万歩以上歩くなんてざらよ」と聞かされたときは、もっとビックリ。

でも、デイサービスでトレーニングを行い、足腰の筋肉がついていたことを考えると、平衡感覚と立体感覚の機能が高まった今、それは当然といえば当然のことなのかもしれません。

ちなみに、「要介護１」の認定を受けた彼女でしたが、今では「要支援１」に介護度が下がったことも、併せて明記しておきましょう。

頭もはっきりして、スムーズに歩けるようになったおばあちゃん

I・Cさん（九〇歳・女性）

この章の最後に、ボランティアで老人施設に慰問したときに印象的だったI・Cさんのケースをお話ししましょう。

その日は、ちょうど「輪ゴム巻くだけ健康法」のやり方を、老人施設の入居者の方々にやってもらっていました。

I・Cさんには私が巻いてあげたのですが、そのとき「私、今でも運転しているのよね。これから、車で娘を迎えに行かなくちゃならないのよ……」と言ってきたのです。

老人施設に入居している九〇歳の高齢女性が自動車を運転するなんて、まずありえません。すると、そばにいたヘルパーの人が小さい声で、「この方、認知症で四〇年ぐらい前のことを、よく話されるんですよ」と教えてくれました。

ところが、輪ゴムを巻いたり、足をさすってあげたりするうちに、Ｉ・Ｃさんの様子がみるみる変わってきたのです。

「土田先生、ありがとう。やっていただいたら、ぼんやりしていた頭がスッキリして気分も良くなってきたよ」と言うではありませんか。

もう一度言います。「土田先生、ありがとう」です。

初めて会ったにもかかわらず、私の名前を間違えずにしっかり言えるなんて、これには私よりもヘルパーさんたちのほうが驚いたようでした。

さらに、みんなを驚かせたのは、歩くスピードでした。彼女は自室から私が施術している広間まで来るとき、二〇メートルほどの距離を三〇分以上かけながら手押し車を押してゆっくりとぎこちなく歩いて来ていたらしいのです。

それなのに、自室に戻るときは、スタスタと歩いて帰ろうとします。しかも、手押し車を忘れてしまい、何の支えもない状態です。

途中で気づいたようで、手押し車を取りに戻って、それを押しながら、またスタスタと歩いて帰っていったのですが、驚きの光景に、その場が笑いに包まれました。

にわかには信じられないかもしれませんが、実はこれにもキチンと理由があります。詳しくは次章でお話ししますが、足の親指全体の反射区を刺激すると、平衡感覚や立体感覚の機能が改善されるだけではなく、脳そのものが活性化するようになるからです。

そして、この話はなによりも親指刺激の即効性を示す好例と言っていいのではないでしょうか。

第5章

一日三分の親指刺激で
毎日が爽快

心身を健康に導いてくれる足の親指の反射区

ここまで、転ばない身体になるためには、平衡感覚と立体感覚の機能を高めることが重要になってくるとお伝えしてきました。

そして、それらをつかさどる「大脳」と「小脳」を目覚めさせるために、足の親指にある反射区を刺激する「**輪ゴム巻くだけ健康法**」をご紹介させていただきました。

大脳や小脳の反射区を刺激することによって得られる効果は、それだけではありません。

さらに、足の親指には大脳や小脳以外にも、心身を健康に導いてくれる重要な反射区がいくつも存在します。左ページの図をごらんください。

これらの反射区を刺激すると、脳を経由して、そことつながっている内臓や各器官も刺激を受け、血液の流れが良くなったり、新陳代謝が高まるなどして、その機能が回復・改善され、向上していくようになります。

心身を健康に導いてくれる〈足の親指の反射区〉

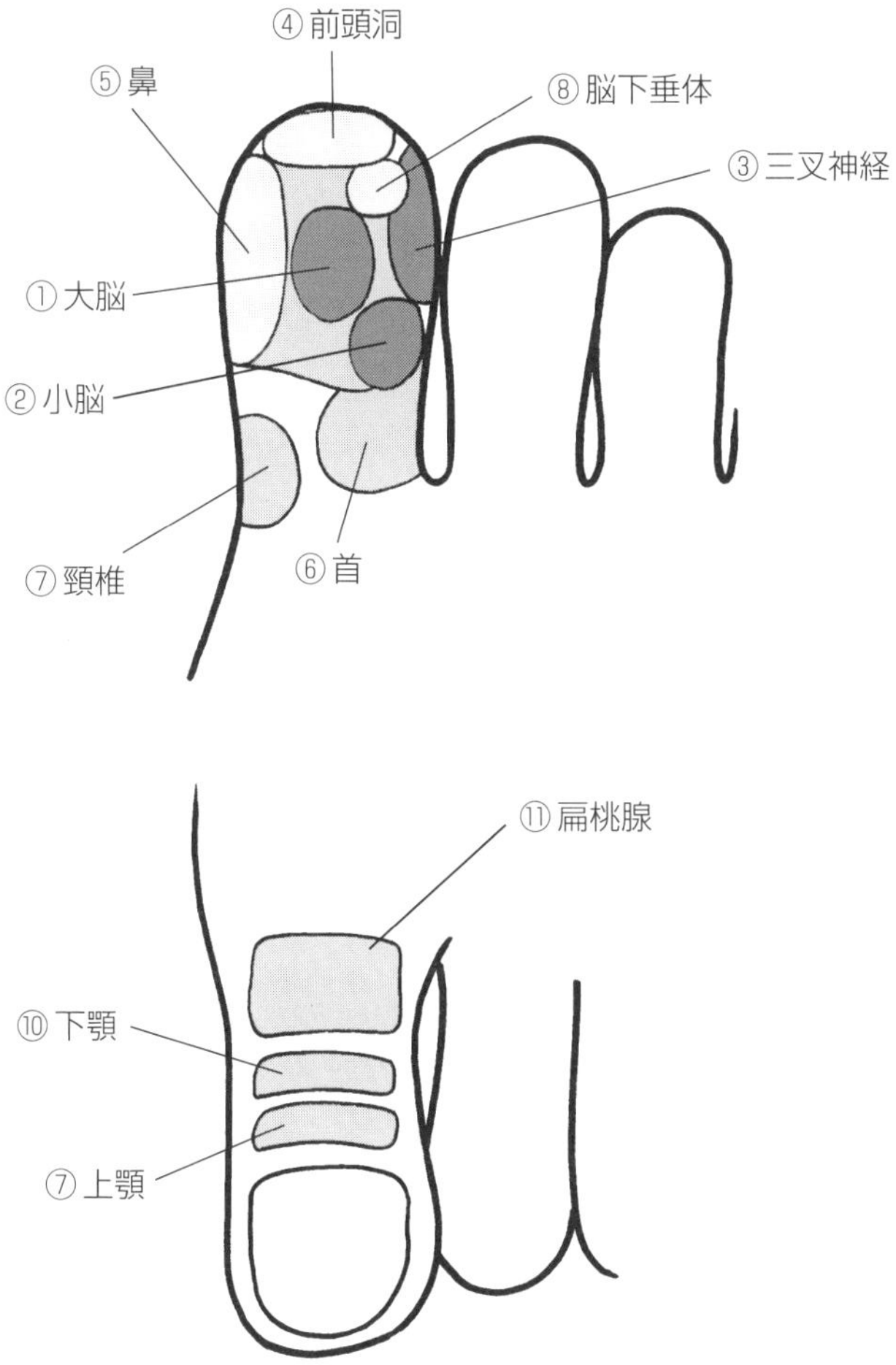

親指の刺激は「気持ちいい」が一番！
痛くしなくてもいい

足の親指を刺激するにあたって、「どの程度の力で刺激すればいいの？」と、思う方も多いはずです。

また「足裏療法」は、そもそも痛いものだと思っている方も多いかもしれません。

以前、某テレビ局から「バラエティ番組でタレントの足裏を刺激してもらえませんか」という出演依頼を受けたことがありました。

このとき、軽い気持ちで承諾したものの、ディレクターからの指示は「番組を面白くさせるために、痛くなるように、わざと強く押してください」の一点張り。

そのため、タレントは悲鳴をあげるだけで、足裏療法――フットリーディング®は、お笑いの「ネタ」とされ、かえってマイナスのイメージを持たれてしまったのです。

以来、テレビ局から出演依頼がきても、きっぱりとお断りすることにしたのですが、まず、これだけはハッキリと申し上げておきましょう。

足の親指の刺激は、痛くしなくてもいいのです。
気持ちいいか、痛気持《イタ》ちいいが一番。
だから、毎日、続けられるのです。

この後「気になる症状に合わせた三つの刺激方法」を紹介しますが、くれぐれも

- **無理をしない**
- **楽な体勢で行う**
- **痛みや不快を感じたらすぐ止める**

を守ってください。

まずは三分間、足の親指をさすったり、もんだりしよう

では、はじめていきましょう。
まずウォーミングアップからです。

①椅子に腰かけても、床に座ったままでもかまいません。楽な姿勢で、手の親指や人差し指を使って、足の親指全体をほぐして柔らかくしていくマッサージ感覚のイメージで、一分間を目安に、親指全体をまんべんなく、軽くさすることから始めてみましょう。

②いきなり、圧をかけて「揉《も》む」と強い痛みを感じる場合がありますので、最初はやさしくなでる程度でかまいません。

ウォーミングアップ　トータルで3分、両足で6分

①手の親指と人差し指を使って
足の親指全体を軽くさする（1分）
②親指全体をまんべんなくさする（1分）
③軽く揉みほぐして柔らかくしていくイメージで（1分）

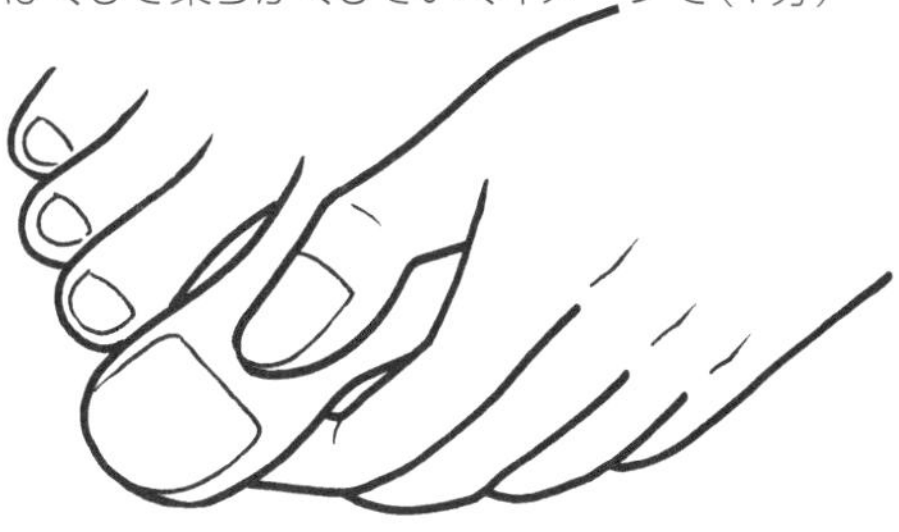

刺激に慣れてきたら、同じく一分間を目安に、ほんの少しだけ圧をかけ、親指全体をまんべんなくさすってみましょう。

③次に、手の親指と人差し指を使って、軽く揉みほぐしてください。

これも一分間を目安に、足の親指全体をほぐして柔らかくしていくイメージです。気持ちいいくらいがベスト。

これをトータルで三分・両足で計六分行えば、ウォーミングアップ完了です。

このあと、気になる症状に合わせた三つの刺激方法を紹介していきます。どれも片足三分で終わる簡単なものです。

★気になる症状に合わせた三つの刺激方法

■パターン1（解消できる症状と刺激する反射区）

頭痛・目の疲れ（三叉神経）
花粉症・鼻づまり・鼻水（鼻）
首のコリ・首の痛み・寝違え（頸部）
首の骨のズレによる痛み（頸椎）

①素足になって椅子に腰かけるか、床に座り、〈手の親指と人差し指〉を使って、足の親指の〈付け根の側面〉を挟み、痛みを感じない程度に押して圧をかける。
②〈手の親指と人差し指〉を少し上の側面（足の親指の先端）方向にずらし、同じように痛みを感じない程度にソフトに押して圧をかける。
③さらに、手の指を〈少し上の側面〉にずらし、圧をかける。
④足の親指の〈先端〉まで圧をかけたら、①〜③の動作を、一分間に一〇回繰り返す。

パターン1　刺激する反射区と押し方

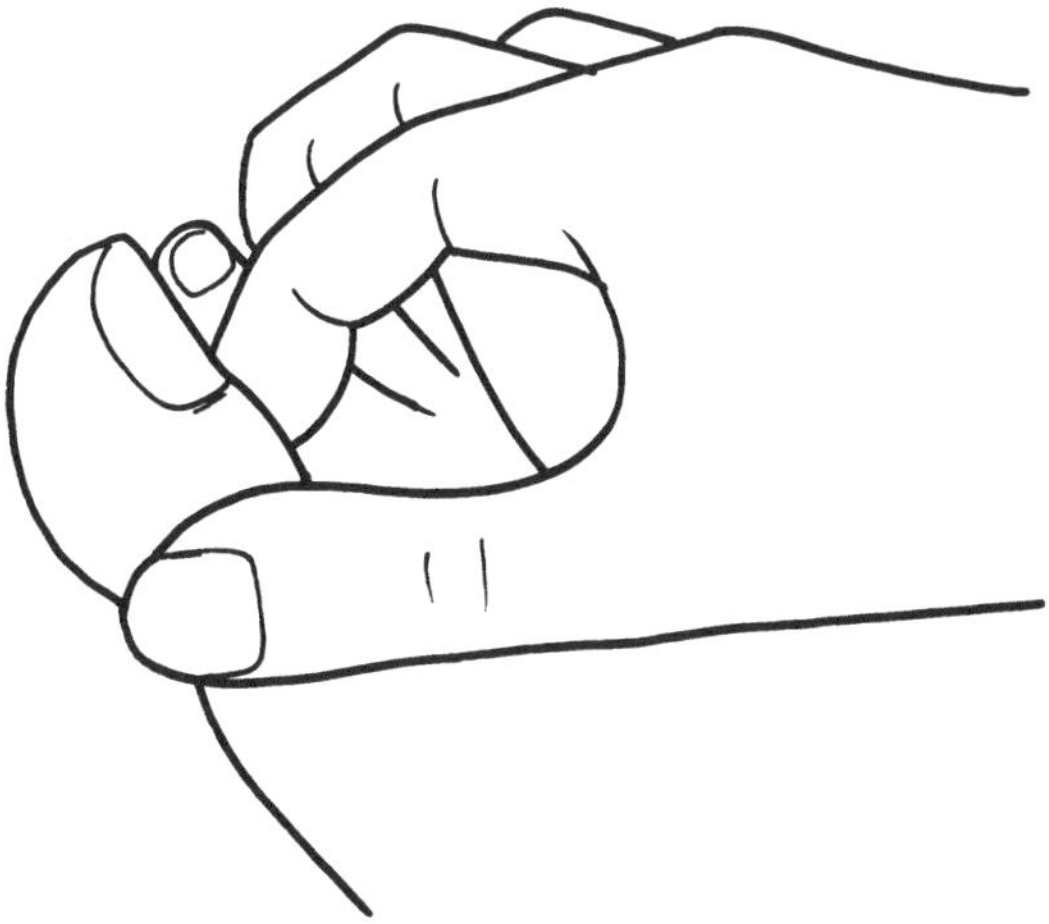

①手の親指と人差し指を使って
足の親指の〈付け根の側面〉をはさみ、
やわらかく押す。
②次いで、足の〈親指の少し上〉の方に
ずらして同じようにやわらかく押す。
③さらに〈少し上の側面〉にずらし
やわらかく押す。

■パターン2（解消できる症状と刺激する反射区）

心身の疲労・うつ・美肌効果・ダイエット（大脳）
睡眠障害（小脳）
風邪の予防（前頭洞）
自律神経失調症・更年期障害（脳下垂体）

①素足になって椅子に腰かけるか、床に座る。
②手の〈親指と人差し指〉を使って、足の親指の〈付け根の甲と裏〉を挟み（手の人差し指が裏側にくるようにする）、痛みを感じない程度にソフトに押して圧をかける。
③手の〈親指と人差し指〉を少し上〈足の親指の先端方向〉にずらし、同じように痛みを感じない程度に押して圧をかける。さらに、手の指を少し上にずらし、圧をかける。
④足の〈親指の先端〉まで圧をかけたら、②〜③の動作を、一分間を目安に五回繰り返す。

パターン２　刺激する反射区と押し方

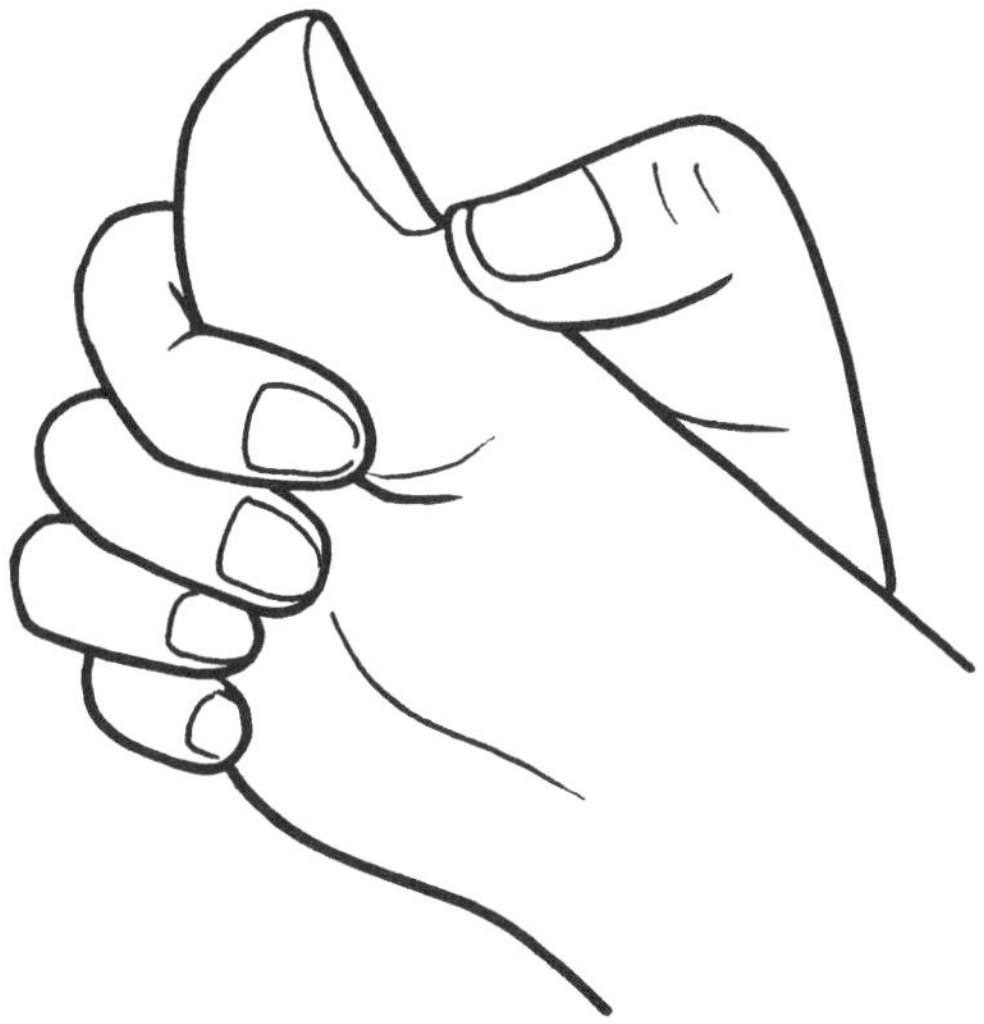

②手の親指と人差し指を使って
足の親指の付け根の甲と裏をはさみ、
やわらかく押す。
③次いで、足の親指の少し上の方に
ずらして同じようにやわらかく押す。

■パターン3（解消できる症状と刺激する反射区）

歯の痛み・歯茎の炎症・歯ぎしり・噛みしめ（上顎）
歯の痛み・歯茎の炎症・歯ぎしり・噛みしめ（下顎）
扁桃腺の腫れ・扁桃腺の痛み（扁桃腺）

①素足になって椅子に腰かけるか、床に座り、手の親指を使って、足の親指の〈第一関節〉のあたりを、痛みを感じない程度にソフトに押して圧をかける。
②手の親指を少し上〈爪の下方向〉にずらし、同じように痛みを感じない程度にソフトに押して圧をかける。
③手の親指をさらに少し上〈爪の下方向〉にずらし、同じように痛みを感じない程度にソフトに押して圧をかける。
④足の親指の〈爪の下〉まで圧をかけたら、①〜③の動作を一分間を目安に五回繰り返す。

パターン３　刺激する反射区と押し方

①手の親指を足の親指の第一関節あたりに当て、
やわらかく押す。

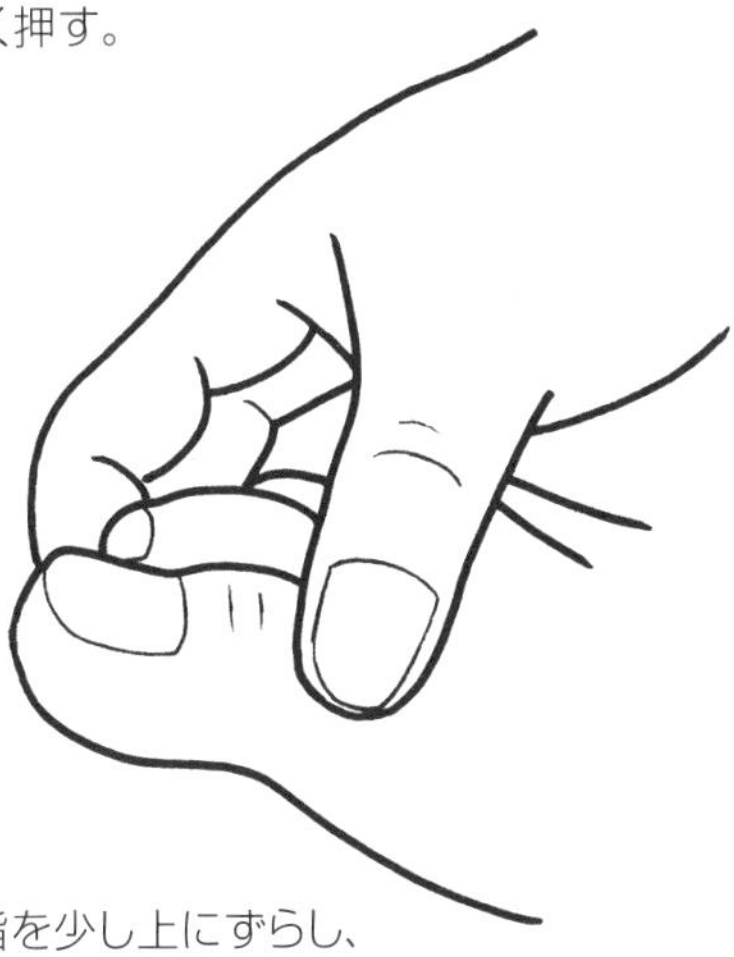

②手の親指を少し上にずらし、
同じようにやわらかく
押す。

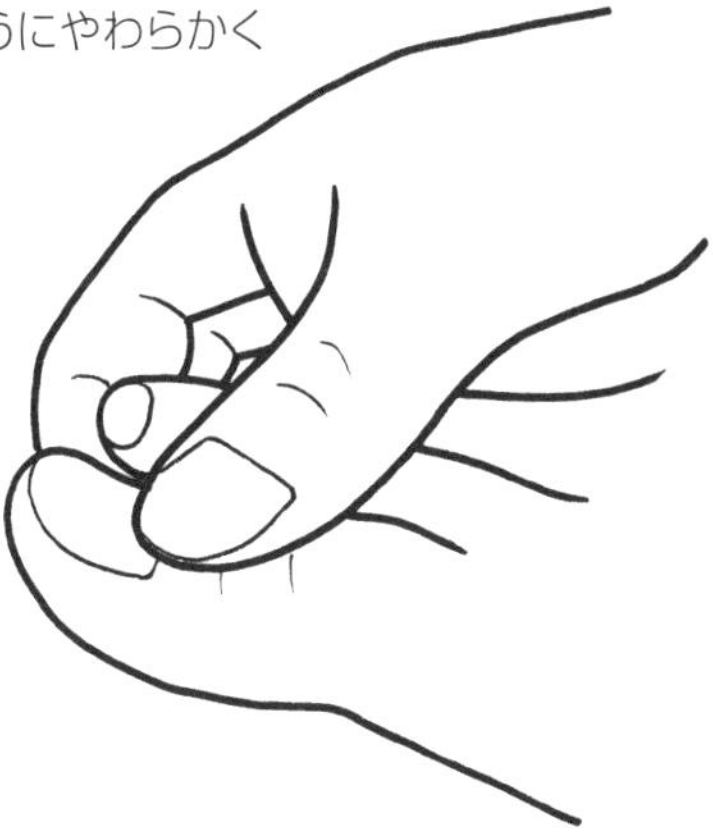

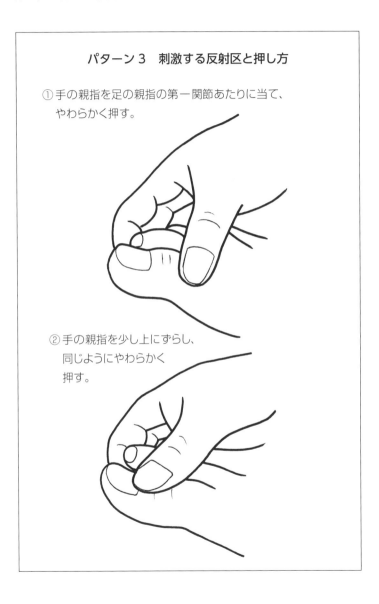

手の指をずらしていくときは「ゆっくり」「丁寧に」

いかがでしたか。

まずはご自分の気になる症状に合わせた反射区を刺激されることをお勧めしますが、これといった症状がないからと言って、行う必要はないということはありません。何度もお伝えしているように、足の親指には、転ばないだけでなく、健康に直結するいろいろな反射区があります。

お時間がある方は、ぜひ3パターンすべてを実践してみてください。

最後に注意点をいくつか補足しておきましょう。


まず、くどいようですが、**どのパターンも気持ちのいい程度にソフトに行う**ようにしてください。手の親指と人差し指で挟むときも、押すときも同じです。

「気持ちいい」か**「痛《イタ》気持ちいい」**くらいがベストで、それ以上は強く刺激する必要はありません。

他人にやってあげる場合も同様のことを心がけてください。

また、どのパターンも、手の指をずらしていくという共通点がありますが、位置を移動させるときは、とにかく**「ゆっくり」**を心がけ、丁寧にやってくださいね。

なお、右足の親指を刺激する場合は右手の指が、左足の親指を刺激する場合は左手の指がやりやすいと思いますが、これに関してはとくにこだわる必要はありません。

「右足（左足）を刺激するときは左手（右手）の指を使ったほうがやりやすい」

「両足の親指とも右手（左手）の指を使った方がやりやすい」

というのであれば、それでもまったくかまいませんので、自分のやりやすい方を優先させてください。

これならば、輪ゴムを巻くのと同じように、無理なく毎日行えると思います。

しかも、時間だって選びません。朝・昼・晩・寝る前、いつやってもＯＫ。

ですから、是非、これも日課にしてみてください。

パターン1を行えば三叉神経や鼻や頸部・頸椎などの反射区が刺激されます。

それによって、各々の機能が改善され、頭痛、目の疲れ、鼻づまり（鼻水）、首のコリ・痛みなどの症状がおさまるようになります。後述する花粉症の緩和にも効果があります。

パターン2を行えば大脳・小脳・前頭洞・脳下垂体などの反射区などが刺激されます。

それによって、心身の疲れが解消され、よく眠れるようになるほか、鼻風邪もひきにくくなる、自律神経のバランスが整う、ホルモンの分泌が盛んになるといった効果が期待できます。

パターン3を行えば上顎や下顎や扁桃腺などの反射区が刺激されます。

それによって、歯の痛みや歯茎の炎症を緩和させたり、扁桃腺を腫らせ熱を出す頻度も激減するようになります。

そして、**パターンを問わず、足の親指全体を刺激すれば、更年期障害や認知症の予防にもなります。**

これを**各々一分ずつ、片足三分、両足合わせて合計六分。**一週間、一〇日、一カ月……と続けていくと、どうなるでしょうか。

「調子が悪い」「気分がすぐれない」「ダルい」「疲れた」「身体が重い」「〇〇が痛い」という言葉がどんどん減っていき、代わりに、**「調子がいい」「気分が爽快」「身体が軽い」「今日も元気」「絶好調」**という言葉が増えていくようになるに違いありません。

第6章

こんな不快症状も親指のここの刺激で解決

足の親指には健康を担う重要ポイントがまだまだこんなにある

足の親指には、心身を健康に導いてくれる反射区が以下のようにたくさんあります。

①**大脳**（心身の疲労・うつ・肌荒れ・過食）

②**小脳**（睡眠障害）

③**三叉神経**（頭痛・目の疲れ）

④**前頭洞**（風邪の予防）

⑤**鼻**（鼻づまり・鼻水・花粉症）

⑥**頸部**（首のコリ・首の痛み・寝違え）
⑦**頸椎**（首の骨のズレによる痛み）
⑧**脳下垂体**（自律神経失調症・更年期障害）
⑨**上顎**（歯の痛み・歯茎の炎症・歯ぎしり・噛みしめ）
⑩**下顎**（歯の痛み・歯茎の炎症・歯ぎしり・噛みしめ）
⑪**扁桃腺**（扁桃腺の腫れ・痛み）

これらの反射区を刺激すると、脳を経由して、そことつながっている内臓や各器官も刺激を受け、血液の流れが良くなったり、新陳代謝が高まったりすることで、その機能が回復・改善され、向上していくようになります。

そこで、この章では、**具体的に親指のどこに反射区があるのか、またその反射区を刺激すると、どんな疾患や体調不良に効果があるのか**について解説していきましょう。

心身が疲労したときは、①親指のど真ん中（大脳の反射区）を刺激する

大脳の反射区は親指のど真ん中の部分にあります。

大脳は立体感覚をつかさどるとご説明しましたが、大脳の反射区を刺激することで精神的・肉体的疲労を緩和する効果もあります。

脳内ホルモンのバランスが整い、なおかつ血行が良くなるため、大脳の機能が回復するからです。そうすると、次第に意欲が湧いてくるようになり、思考力も集中力も正常に戻ってきます。

精神的疲労がたまっていたり、体調不良のとき、反射区を刺激すると、その箇所がゴリゴリしていたり、痛みを感じます。

「気持ちも体も疲れているな」と思ったら、その状態を放置しないで、是非試してみてください。

心身が疲労したときには

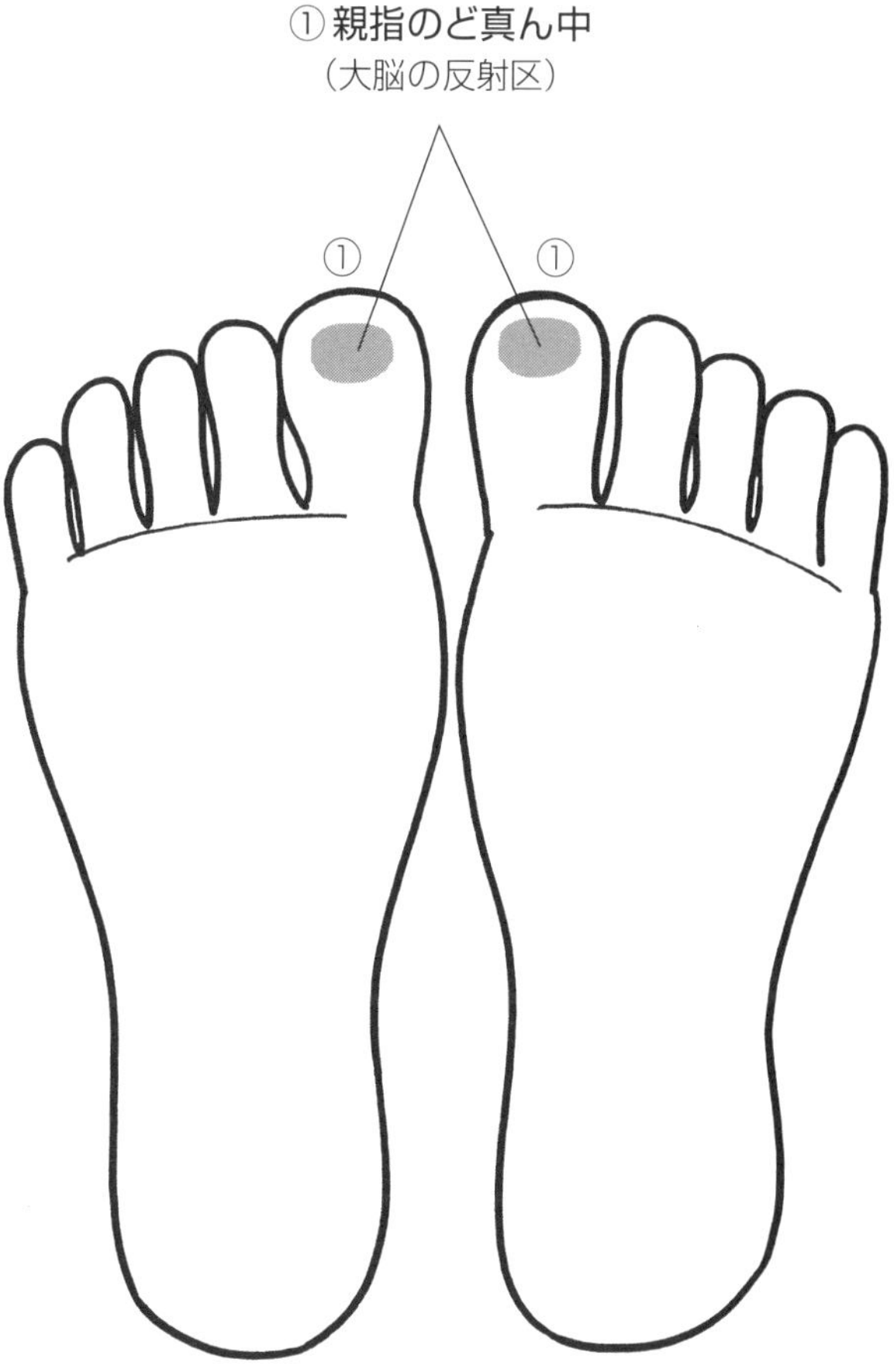

美肌やダイエットにもいい
①親指のど真ん中（大脳の反射区）を刺激する

大脳の反射区を刺激することによってもたらされる恩恵は他にもあります。その一つが美肌効果です。大脳と美肌は肌荒れって関係あるの？　と思われるかもしれませんが、実は関係大アリなのです。

肌荒れの原因は、食生活の乱れ・季節の変わり目・寝不足など原因は様々ですが、ストレスによって起こることも少なくありません。

強いストレスを感じると、自律神経、すなわち交感神経と副交感神経のバランスが崩れるようになります。すると、ストレスホルモンがたくさん分泌されるようになり、それによって肌の代謝までが低下します。

しかし、**大脳の反射区を刺激すると、自律神経のバランスが整いはじめ、ストレスホルモンの分泌も激減。結果、次第に肌荒れの症状がおさまるというわけです。**

いろいろスキンケアしても、肌荒れが改善されないという人は、是非、大脳の反射区を刺激してみてください。

きれいな肌はそれだけで若々しい印象を与えてくれます。

またもう一つにダイエット効果も期待できます。

大脳の反射区を刺激すると食欲中枢のバランスが整うようになるからです。大脳の食欲中枢のバランスが整うと、食欲が抑制されるため、過食することもなくなり、当然、体重も減っていきます。

美肌効果とダイエット効果。特に女性にとっては嬉しい反射区ですよね。

睡眠障害のときは、②親指の第一関節よりも少し上、少し内側（小脳の反射区）を刺激する

睡眠障害の人は小脳の反射区です。

小脳の反射区は親指の第一関節よりも少し上・真ん中よりも少し内側（人差し指側）にあります。

小脳は運動神経をつかさどっていると先にご説明しましたが、**手足が思い通りに動かないなど運動機能に障害がある場合、ここを刺激すると、同じく痛みを感じたり、ゴリゴリするなどの反応が現れるようになります。**

睡眠障害には、床に入ってもなかなか寝付けない「入眠障害」、睡眠中何度も目覚める「中途覚醒」、早く目覚めてしまう「早朝覚醒」、無呼吸症候群などの「熟眠障害」などがあります。

睡眠障害で一番多いのは「入眠障害」と言われていますが、高齢者になると、複数

睡眠障害のときには

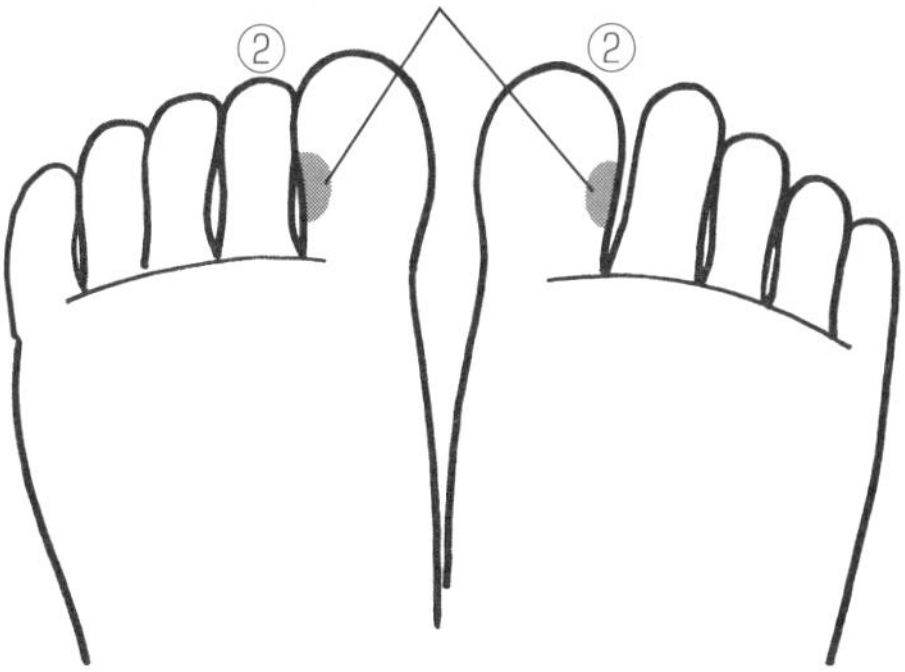

の症状を訴える人が多くなるようです。

睡眠障害はストレス、食生活、生活リズムの乱れなどにより、交感神経が優位になり体や脳を興奮させ、常に緊張状態にあるため起こります。

しかし、小脳の反射区を刺激すると、緊張感が緩和され、リラクゼーション効果が高まるため、心地よい眠りに入ることができるのです。

また、「だるい」「身体が重い」という感覚が緩和され、体の動きが軽快になります。そうなれば、意欲が湧いてきて、積極的に行動できるようになれます。

頭痛がしたり、目が疲れたときは、③親指の爪の横・内側部分（三叉神経の反射区）を刺激する

ひと口に頭痛といっても、脳卒中などによる血管障害によるもの、くも膜下出血や腫瘍などの頭蓋内疾患によるもの、頭蓋内外の血管の拡張によって起こるもの、精神的ストレスが原因で起こる緊張性のものなど、その原因は様々です。

なかでも、現代人にもっとも多いのは、精神的ストレスによる緊張性の頭痛ではないでしょうか。

その緊張性の頭痛、さらに現代人特有のパソコンなどで酷使した目の疲れに効果があるのは、三叉神経の反射区です。これは親指の爪の横（内側）部分にあります。

私の施術を受けにこられた二〇代後半の女性がそうでした。中学校で教師をしてい

頭痛がしたり、目が疲れたとき

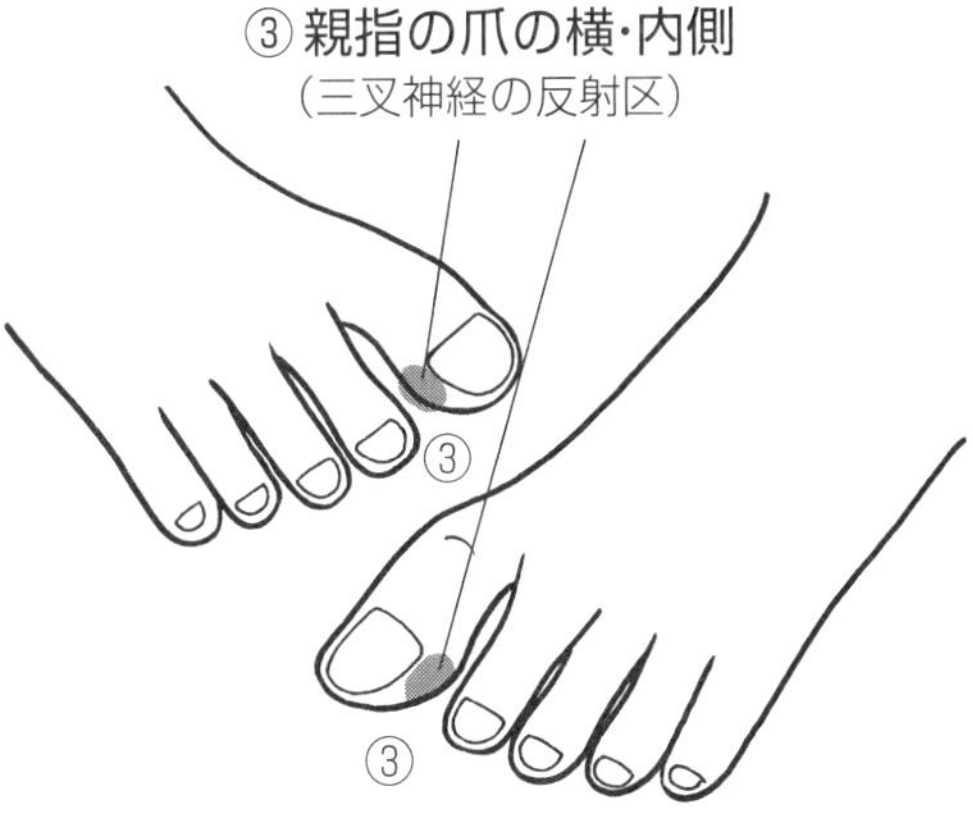

た彼女は毎朝六時には家を出て、帰宅するのは毎晩九時。そんなオーバーワークによるストレスで、ひどい頭痛と目の疲れに悩まされていました。

しかし、三叉神経の反射区を刺激したところ、その頭痛が一発で解消。また、ご自身でも自宅で毎日反射区を刺激していただいたところ、今では頭痛と完全に縁が切れたといいます。

ただ、頭痛には大きな病気が隠れている場合もあるので、反射区を刺激しても改善されないときは、専門医に診てもらってくださいね。

風邪を予防するには、④親指の先端部分（前頭洞の反射区）を刺激する

ウィルスに弱く、風邪をよくひく人は、親指の先端部分にある前頭洞の反射区を刺激すると、風邪の予防になります。

前頭洞とは鼻の骨の内部にある空洞のことをいい、ウィルスなどの細菌はここから入り込みやすくなります。

しかし、前頭洞の反射区を刺激すると、前頭洞の機能が改善され、活発になるため、鼻の穴から入ろうとするウィルスなどの細菌をシャットアウトしてくれるようになるのです。

四〇代の男性のケースを紹介すると、季節の変わり目はもちろんのこと、仕事でちょっと無理しただけでも、鼻風邪をひいてしまうらしいのです。

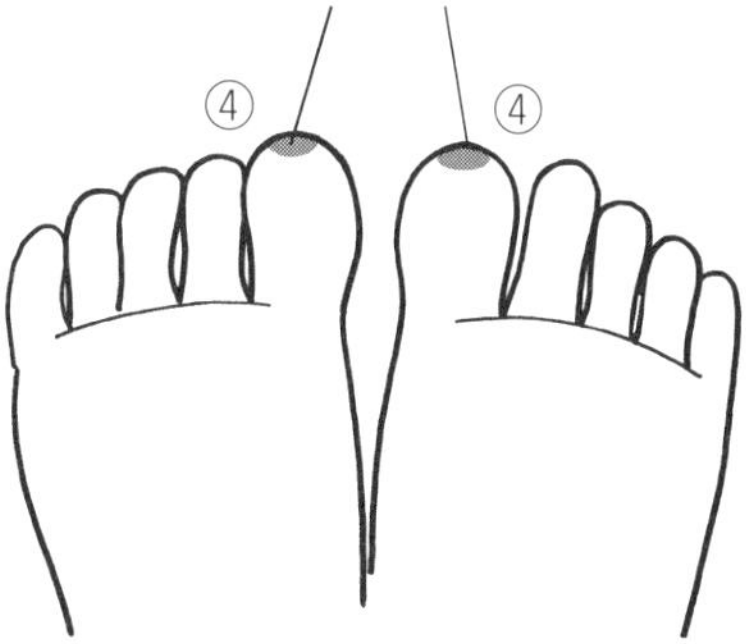

こまめに手を洗ったり、うがいをしてもダメ。ビタミンCのサプリメントを欠かさず飲んでもダメ。

しかも、いったん鼻風邪をひくと、鼻の通りも長期間にわたって悪くなり、仕事にも集中できなくなるとのこと。

そこで、足指の前頭洞の反射区を刺激するようアドバイスしたところ、「一昨年は一回だけ。去年はゼロ。今年も今のところゼロ」（令和元年一一月現在）という報告を私に寄せてくれました。

「たかが鼻風邪」と侮っていると、慢性副鼻腔炎の原因になりますのでご注意くださいね。

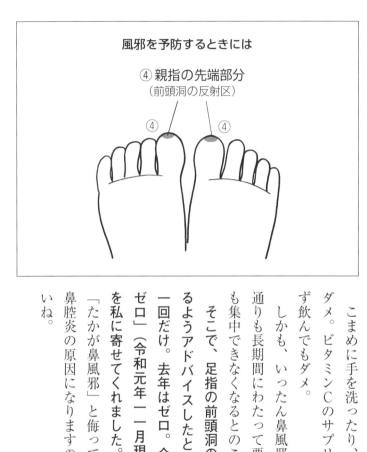

⑤花粉症や鼻づまりや鼻水で悩まされたら、親指の外側・側面（鼻の反射区）を刺激する

花粉症は春だけに限らず秋にも症状が現れ、ハウスダストのアレルギーも入れると一年中、花粉症状態だという人も多いのではないのでしょうか。

花粉症で厄介なのは、鼻づまり、鼻水などの症状。これがいかにつらいものであるかは、当人でなければわかりません。

また、花粉症でない人も、風邪をひいたりして鼻がつまると、睡眠障害を招いたり、口呼吸になるため、喉を傷めやすく体調を崩しやすくなります。集中力が低下し、頭がぼーっとするため、転倒しやすい状態にもなります。

そんな人におススメなのが、親指の外側・側面にある鼻の反射区です。こうした症状があるとき、ここを刺激すると痛みを感じたり、ゴリゴリするなどの反応が現れます。

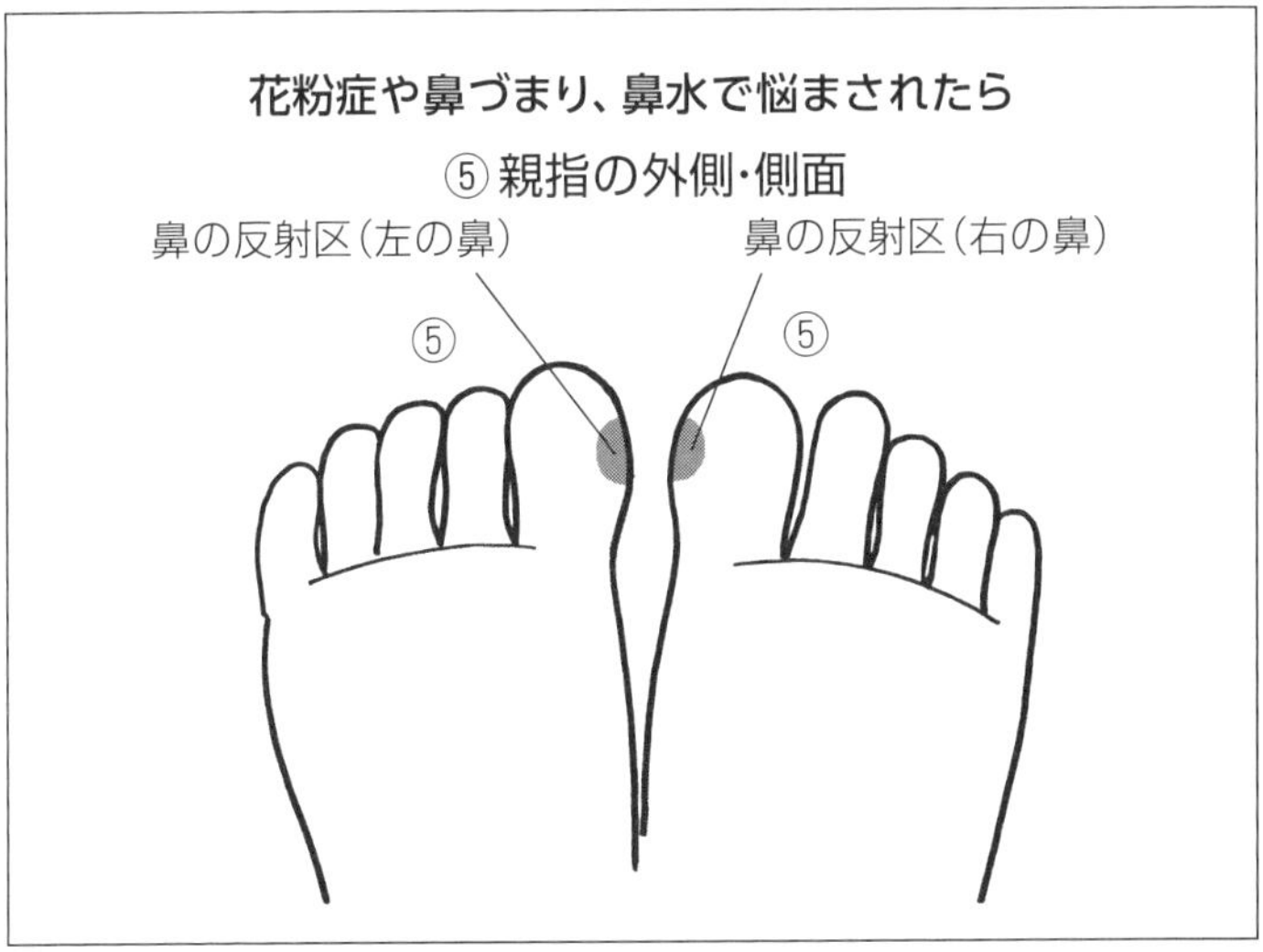

ただし、首から上は神経が交差しているため、左右が逆の位置になりますので、左の鼻は右足の反射区、右の鼻は左足の反射区と考えてください。**つまり、左の鼻の調子が悪いときは、右足の鼻の反射区を、右の鼻の調子が悪いときは、左足の反射区を刺激するのです。**

花粉症などが原因の鼻づまりは、鼻腔が炎症などによって狭くなったり、ふさがったりすることによって起こりますので、鼻の反射区を刺激すれば、症状がだいぶ緩和され、後がものすごく楽になります。

反射区を上手に活用して、快適な毎日を過ごせるよう心がけてくださいね。

首にコリや痛みがあるとき、寝違えたときは、⑥親指の付け根の内側・人差し指側（頸部の反射区）を刺激する

首にコリや痛みがあったり、寝違えたときは、頸部の反射区を刺激しましょう。場所は親指の付け根の内側（人差し指側）にあり、これらの症状があると、やはり痛みを感じたり、ゴリゴリするなどの反応が現れます。

首のコリや痛みは、スマホやパソコンの長時間の使用のほかに、猫背などの姿勢の悪さも要因になります。

心配事などの精神的なストレスによる筋肉の血行障害によって起こることも多く、ストレス社会に生きる現代人にとっては、切っても切り離せない症状といっていいでしょう。

首にコリや痛みがあるとき、寝違えたとき

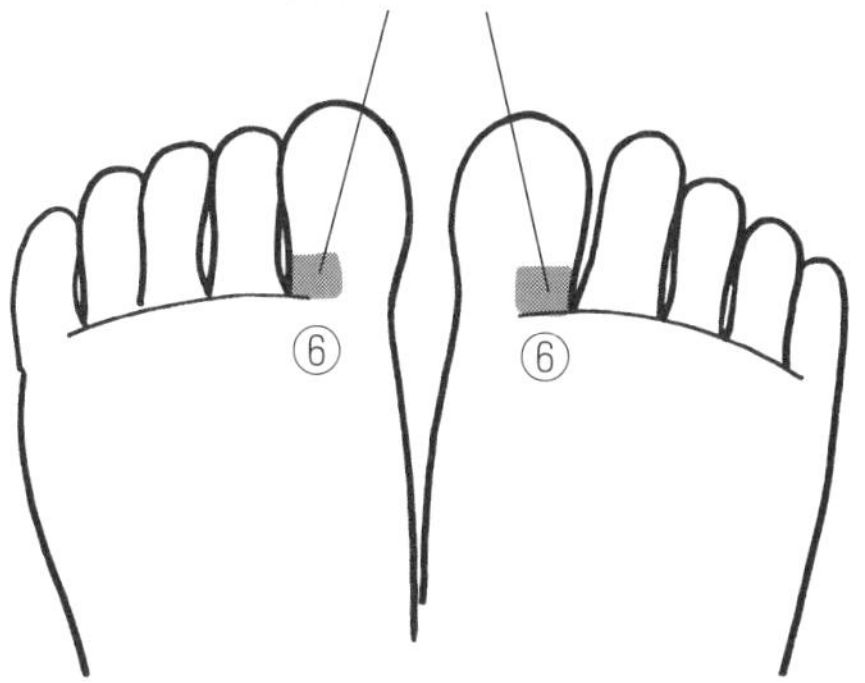

また、寝違えて首を痛めてしまったとき、首のストレッチを行ったり、揉んだりするなどして症状を緩和させようとする人がいます。

しかし、**これらで逆に炎症を悪化させてしまう恐れもあるので、そういうときも頸部の反射区を刺激することをお勧めします。**

首の骨のズレによる痛みがあるときは、⑦親指の上方・少し内側（頸椎の反射区）を刺激する

頸椎の反射区は親指の付け根の外側にあり、頸部とはちょうど反対側に位置します。

首の骨がズレている人や事故等で首の骨を痛めた患者さんに、この反射区を刺激すると、やはり、みなさん必ずといっていいほど痛がります。

ところで、近年、肩こりや腰痛などの症状をやわらげようと、整体やマッサージなどを受ける人が急増しつつあります。

こうした施術を受けること自体は決して悪いことではありませんが、一方でそれによる健康被害が増加傾向にあるのも事実です。そのため、頸椎や脊椎に力を加えることの危険性を、声を大にして唱える医師たちもたくさんいます。

首の骨のズレによる痛みがあるときは

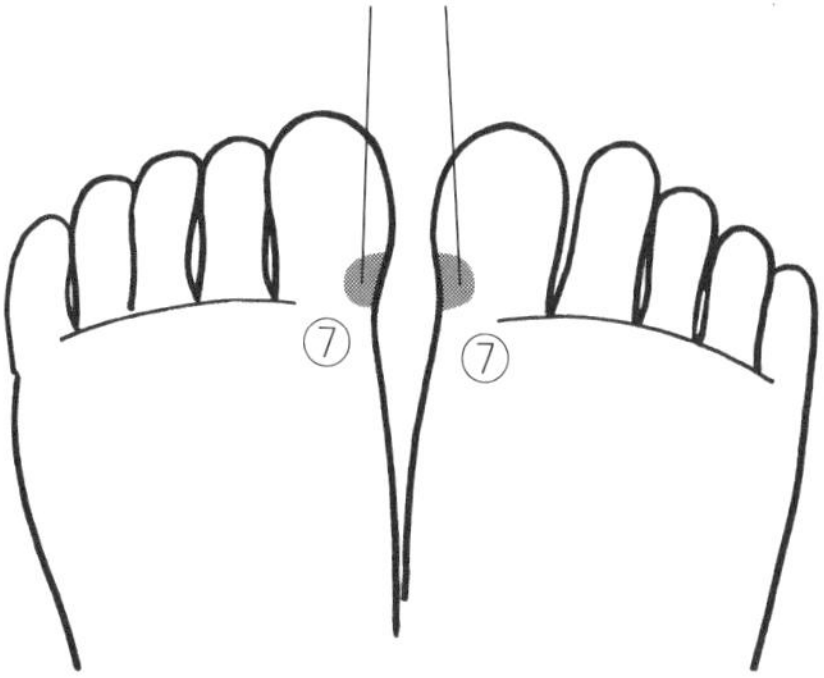

そこで「首の骨がずれている」と言われたり、事故などの後遺症で首の骨を痛めたときは、足の親指にある頸部の反射区を自分で刺激することをお勧めします。

少し時間がかかるかもしれませんが、毎日、こまめに行えば、必ず回復するようになります。

自律神経失調症で悩まされたら、⑧親指の上方・少し内側（脳下垂体の反射区）を刺激する

自律神経のバランスが乱れると、慢性的な疲労、だるさ、偏頭痛、めまい、動悸、ほてり、便秘、下痢、微熱、耳鳴り、不眠、頻尿などの症状が起きるようになります。いわゆる自律神経失調症と呼ばれるものです。

この自律神経失調症で悩まされている人は、脳下垂体の反射区を刺激するようにしましょう。

脳下垂体の反射区は親指の上方、少し内側（人差し指側）にあります。

脳下垂体は自律神経をコントロールしたり、ホルモンの分泌を促進する働きがあるため、自律神経のバランスが悪かったり、ホルモンの分泌に異常があったりすると、ここを刺激したとき、痛みを感じたり、ゴリゴリするなどの反応が現れます。

自律神経失調症で悩まされたら

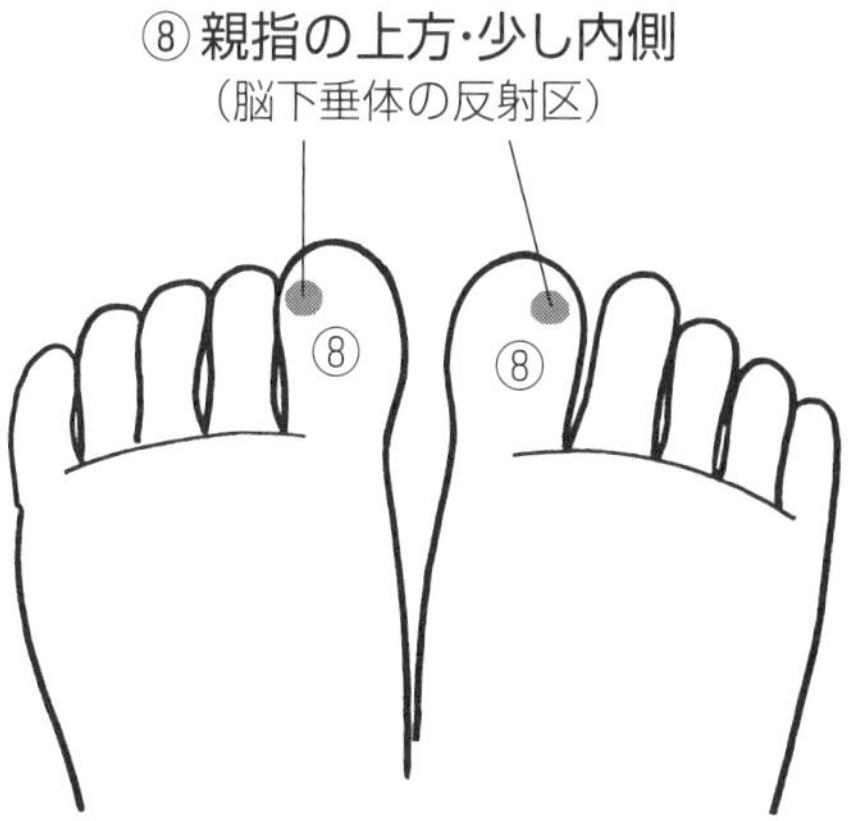

また、この反射区を刺激すると、**生活習慣病の予防にもなります。**

脳下垂体から分泌される成長ホルモンが肝臓や脂肪などの代謝を促進してくれるからです。メタボの人にとっては朗報ですよね（笑）。

ちなみに、血糖値を上昇させたり下降させたりするのもホルモンの働きが関係しているので、**糖尿病や糖尿病予備軍の人にも効果があることも併せて明記しておきます。**

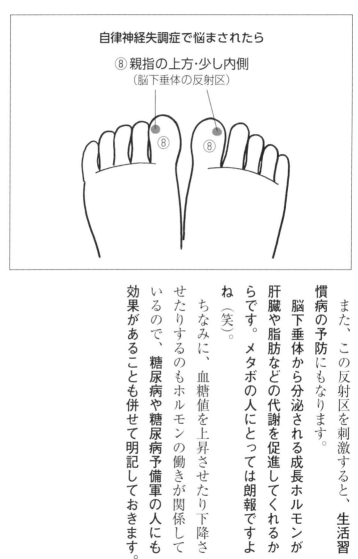

更年期障害には、⑧親指の上方・少し内側（脳下垂体の反射区）を刺激する

脳下垂体の反射区を刺激することによって得られる効果は他にもあります。それは更年期障害にも効くことです。

第2章でもお伝えしたように、**足の親指を刺激するとホルモンのバランスが調整されるようになるからです。**

女性の更年期障害は、閉経前後の時期に女性ホルモンの分泌量が減少することが原因とされていて、人によっては、のぼせ、発汗、動悸、不眠、憂鬱感、めまい、手足のしびれ、吐き気、むくみといった症状が起こります。

実は、この更年期、それまで卵巣で分泌されていた女性ホルモンが、脳で分泌され

る切り替えの時期のことをいい、女性ホルモンを製造・管理する役割が卵巣から脳へとバトンタッチされる大きな転換期でもあるのです。

しかし、その時期にストレスや過労などが重なったりすると、切り替えが上手くいかなくなることがあります。これがいわゆる更年期障害です。

そこで、**「更年期で辛いな」という人には、脳下垂体の反射区を定期的に刺激することをお勧めします。そうすれば、女性ホルモンの切り替えがスムーズになり、更年期障害の症状が緩和されます。**また、更年期が近いという人には予防にもなるので、是非、試してみてください。

歯の痛み、歯茎の炎症、歯ぎしりには⑨親指の甲側・爪の下・第一関節の間（上顎の反射区）と⑩親指の甲側・爪の下・第一関節より少し上（下顎の反射区）を刺激する

今度は歯の痛みや歯茎の炎症に効く反射区の説明に移りましょう。

甲の部分（爪側）には上顎と下顎の反射区があって、**上顎の反射区は親指の甲側・爪の下と第一関節の間**にあります。上の歯がシクシク痛いときや上方の歯茎に炎症があったり、上顎の骨に異常がある場合、ここを刺激すると、反応が現れます。

下顎の反射区は上顎のすぐ下、第一関節より少し上のところにあります。下の歯に同じような異常がある場合、ここを刺激すると、やはり反応が現れます。

ただし反射区を刺激したからといって、虫歯や歯茎の炎症そのものを治すことはで

歯の痛み・歯茎に炎症・歯ぎしりには

⑨親指の甲側・爪の下・第一関節の間
⑩親指の甲側・爪の下・第一関節より少し上

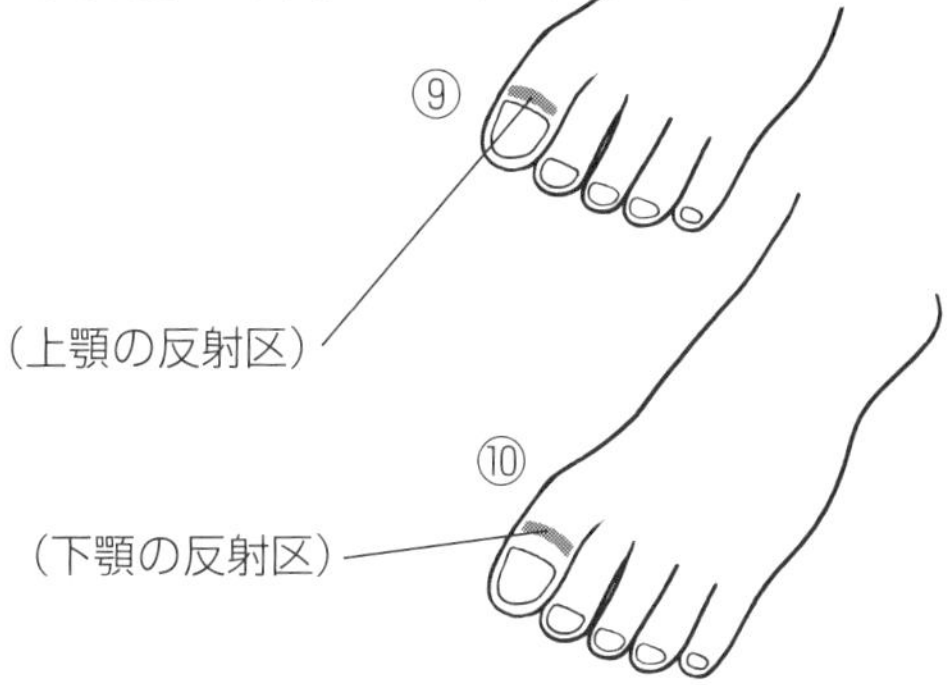

きません。

　ここでお伝えするのは、**あくまで痛みをとるための応急処置ですので、痛みが消えたからといってそのままにせず、必ず歯科医にかかってくださいね。**

　ちなみに、抜歯した後の痛みにも、この反射区は有効です。ただし、他の反射区は刺激しないように。血行が良くなるため、かえって痛みが増してしまう可能性があります。

　また、歯茎の炎症は歯ぎしりや噛みしめによって起こることもありますので、**歯ぎしりや噛みしめをする人も、上顎と下顎の反射区を刺激することをお勧めします。**

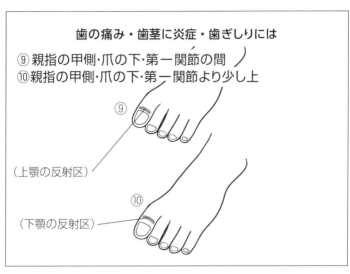

⑪親指の甲の部分・爪側（扁桃腺の反射区）を刺激すると、熱を出さなくなる

足の親指の甲の部分（爪側）には扁桃腺の反射区があります。第一関節の下の付け根付近です。

扁桃腺が弱く、すぐに熱を出す人のここを刺激すると、ほとんどの方が猛烈に痛がります。

私の治療院に見えられた四〇代の女性がそうでした。子供のころから、季節の変わり目になると、決まって熱を出すというのです。

免疫力を高めようと、半身浴などをやって身体を温めたり、ヨガをやったり、サプリを飲んだりしているものの、寒暖差が激しいときや、季節の変わり目になると、やはり熱を出すらしいのです。

これはもう扁桃腺が弱い証拠。その機能を高めてあげれば、熱を出す頻度も減るの

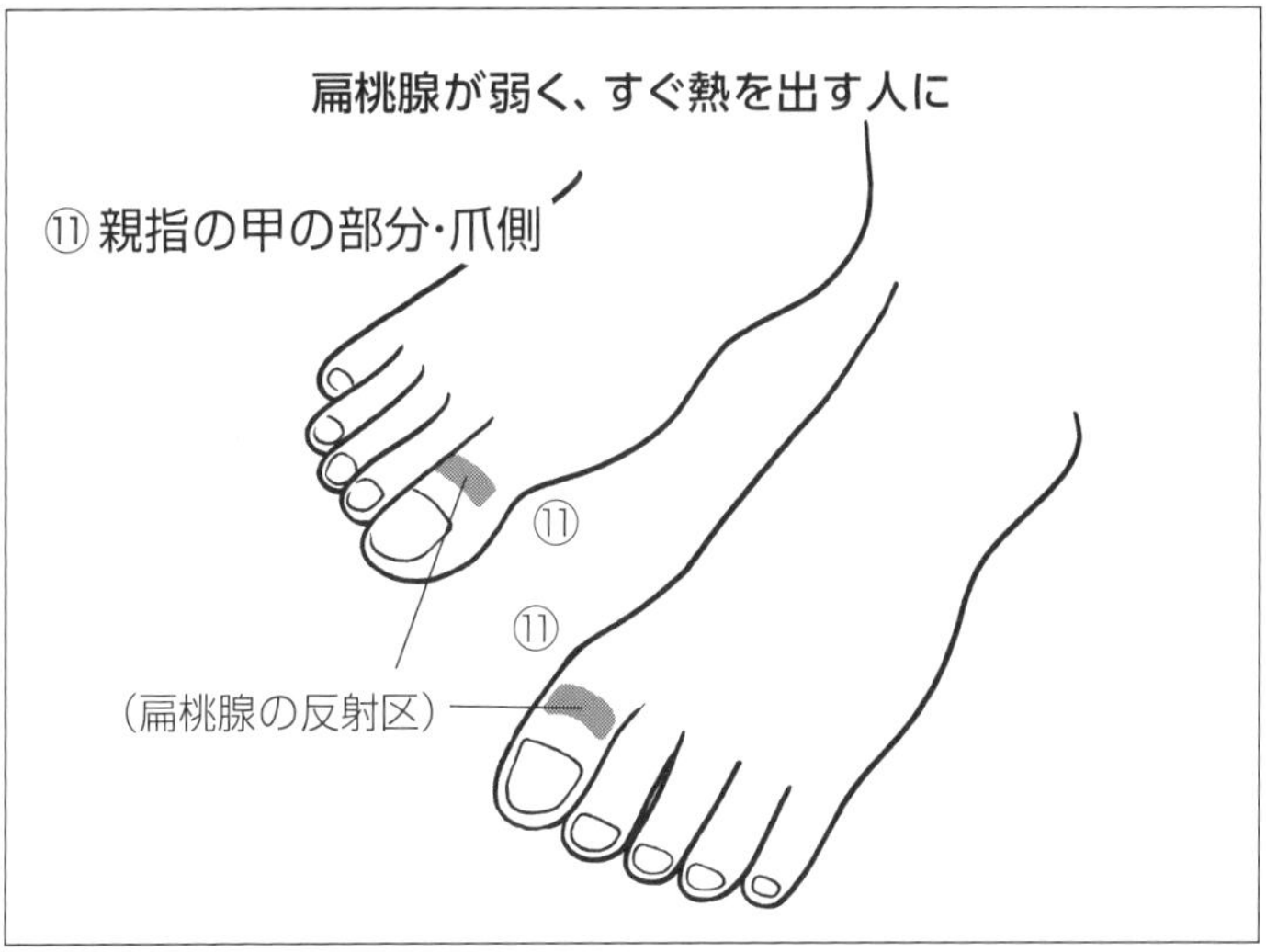

ではないか。

そう考えた私は数回の施術の後、自分でも扁桃腺の反射区を刺激するようにアドバイスしたところ、今ではほとんど熱を出さなくなったといいます。

そこで、**同じ症状で悩んでいる人は両指・扁桃腺の反射区を刺激することをお勧めします。**

オーバーワーク気味のときや季節の変わり目には、こまめに行うようにしてくださいね。

認知症を予防するには、足の親指全体を刺激する

最後に、足の親指全体をまんべんなく刺激したときの効用についてもお話ししておきましょう。

それは**認知症の予防**になることです。

転んでしまったことがきっかけで身体を動かすことに恐怖心を抱き始め、結果、身体をほとんど動かさなくなり、認知症が進んでしまったという話をよく耳にします。

しかし、**大脳の反射区を中心に親指全体を刺激すれば、転倒予防にもなり、かつ脳全体が活性化するようになるため、意欲をかき立ててくれるホルモンがたくさん分泌されるようになるため、認知症の予防にもなるのです。**

認知症予防には、適度な運動と、いろいろなことに興味や関心を示すことがいいと言われています。

何歳になっても、自分の足で歩き、若々しく生きられることはとても素敵なことだと思います。

親しくお付き合いさせている八〇歳の女性の話です。

数年前に軽い脳梗塞を患ったことも関係していて、最近、物忘れがひどくなったというのです。

「簡単な漢字でさえ忘れて書けないときがあるんです。前日の夕飯に何を食べたかを思い出せないときもあるんです。これ以上ひどくなったらどうしよう……」

こう嘆く彼女に、私は足の親指全体を刺激するようにアドバイスすることにしました。すると、どうやら「物忘れ」に歯止めがかかったようで、三年経った今も、その状況は変わらないようなのです。

それどころか、長年にわたって経理の仕事をしていた手腕を買われて、地元の町内会の会計係に任命されたとのことです。

さあ、あなたも「あれ？」「これ？」と、モノの名前が出てこなくなったなと思ったら、ぜひ、足の親指を刺激してください。

足の親指はあなたの身体の代弁者

この章の最後におさらいを兼ねて、もう一度お話しします。

足の親指の反射区を刺激したとき、痛みを感じたり、ゴリゴリするなどの反応が現れるのは、内臓や各器官とつながっている末梢神経が反射区に集中していることが関係しています。

それが脳を経由して、機能が低下している箇所に伝わり、痛みやゴリゴリとなって現れる仕組みになっているのです。

言い換えると、足の親指は、

「この箇所は機能がだいぶ低下していますよ」

「この箇所の働きはかなり鈍っていますよ」

と、あなたの身体の代弁をしてくれているのです。

足の親指はネガティブなメッセージを伝えるだけではありません。

親指を刺激しつづけると、痛みを感じたり、ゴリゴリするなどの反応が次第になくなるようになり、むしろ、心地よささえ感じたりもします。

これは反射区とつながっている内臓や各器官が回復した証拠。

すなわち、**「この箇所は機能が回復しましたよ」「この箇所の働きは正常に戻りましたよ」という親指からの新たなメッセージでもあるのです。**

エピローグ

平成最後の年の一月、私はアジアクルーズに参加させていただきました。

といっても、乗客としてではありません。

シニア世代の人たちを対象としたそのクルーズでは、「人生一〇〇年時代」という健康寿命をサポートする運動や食事法をはじめ、シニアライフに役立つ様々なイベントが用意され、講師の一人として乗船させていただいたのです。

乗船客のみなさんのほとんどが今まで足裏刺激を経験したことがなく、あまり興味を持っていただけなかったようですが、「転倒防止」をテーマにした講演を行ったところ、これが大好評を博し、その直後からひっきりなしに相談を受けるようになりました。

大型のクルーズ船といっても、やはり地面の上とは違っていて、少しは揺れます。そのため、どうしても安定感に限界があり、「揺れの影響で、転んでしまったらどうしよう」という不安が乗船客の中にあったようなのです。

ところが、私が実際に施術をしたり、足の親指に輪ゴムを巻く方法を教えてあげると、みなさん、異口同音にこうおっしゃってくれるのです。

「揺れをほとんど感じなくなりました」

「腰が軽くなっただけでなく、下半身が安定するようになりました」

このとき、私自身も改めて平衡感覚と立体感覚の機能を高めることの大切さを痛感。そのことをシニア世代の方はもちろんのこと、若い方たちにも知ってもらいたいという思いから、この本の執筆を思い立ったというわけなのです。


近年、気功、ヨガ、アーユルヴェーダ、太極拳、腹式呼吸、断食……といったさまざまな健康法が見直されるようになりました。

どの方法もそれぞれ効果はあると思いますが、やはり自分の続けられる方法がいいと思います。

この本でお伝えした**「輪ゴム巻くだけ健康法」**は輪ゴムさえあれば、いつでもどこでも行うことができるという点においては特におすすめです。

椅子に座って、テレビを観ながら、本を読みながら、友達と携帯でおしゃべりしながらといったように手軽に行うことができます。

それでいて**効果は抜群、即効性**があります。

さらに、第5章でお伝えしたように、手の指を使って、痛気《イタ》持ちいい程度に足の親指を刺激するのを日課にしてしまえば、体調不良からも解放され、生活習慣病からも身を守ることができます。

さあ、ご自分のためにも、家族のためにも、身近にいる大切な方のためにも、この本を役立ててください。

あなたがまだ三〇代、四〇代だとしても、けっして早すぎることはありません。七〇代、八〇代だとしても、けっして遅すぎることもありません。

輪ゴムを巻いたり、足の親指を刺激することで、転倒とは無縁の生活、そしていつまでも若々しく元気いっぱいの生活が送れることを願っています。

土田君枝

協力／日本足ツボ協会　安部光剛
編集協力／倉林秀光

転びたくなければ
足の親指に輪ゴムを3分巻けばいい

著　者	土田君枝
協　力	日本足ツボ協会 安部光剛
発行者	真船美保子
発行所	KK ロングセラーズ 東京都新宿区高田馬場 2-1-2　〒 169-0075 電話（03）3204-5161（代）　振替 00120-7-145737 http://www.kklong.co.jp
印　刷	大日本印刷（株）
製　本	（株）難波製本

落丁･乱丁はお取り替えいたします。※定価と発行日はカバーに表示してあります。

ISBN978-4-8454-2450-4　　Printed In Japan 2020